DES ÉCOULEMENTS

PARTICULIERS

AUX FEMMES.

PARIS. — IMPRIMERIE ET FONDERIE DE RIGNOUX,
rue des Francs-Bourgeois-Saint-Michel, 8.

DES ÉCOULEMENTS

PARTICULIERS

AUX FEMMES,

ET PLUS SPÉCIALEMENT

DE CEUX QUI SONT CAUSÉS PAR UNE MALADIE
DU COL DE LA MATRICE.

Par J.-F.-A. TROUSSEL,
DOCTEUR EN MÉDECINE.

PARIS.

BECHET Jne ET LABÉ, LIBRAIRES
DE LA FACULTÉ DE MÉDECINE, PLACE DE L'ÉCOLE-DE-MÉDECINE, 4.

1842

DES ÉCOULEMENTS

PARTICULIERS

AUX FEMMES.

PREMIÈRE PARTIE.

GÉNÉRALITÉS.

Pour l'homme, l'acte de la génération, quelque important et indispensable qu'il soit, est instantané ; tandis que, chez la femme, il n'est que le commencement d'une fonction de longue durée, comprenant le temps de la gestation, l'accouchement et l'allaitement, sans parler de la menstruation, qui prédispose les femmes à diverses altérations de leur santé. Aussi, les organes génitaux, dans l'un et l'autre sexe, diffèrent-ils essentiellement, non-seulement sous le rapport de leur conformation, mais encore sous celui de leur étendue, de leur complication, et de la part qu'ils prennent à l'ensemble de l'organisme.

1

Les fonctions des organes génitaux étant beaucoup plus compliquées chez la femme que chez l'homme, il en résulte nécessairement que chez elles les maladies, consistant dans le dérangement de ces mêmes fonctions, doivent être plus fréquentes, et c'est ce que l'observation confirme.

Les écoulements sanguins ou autres ne sont le plus ordinairement que le symptôme d'une altération organique : aussi, pour en traiter d'une manière complète, faudrait-il faire l'histoire de presque toutes les maladies des organes sexuels de la femme. Dans ce mémoire, après avoir indiqué sommairement les diverses espèces d'écoulements dont les femmes peuvent être affectées, je compte ne m'occuper plus longuement que de ceux qui sont occasionnés par une altération particulière du col de la matrice, primitive ou secondaire, et nécessitant une exploration exacte, et un traitement local.

Quand les femmes se décident à consulter, c'est qu'elles éprouvent des douleurs, ou qu'elles ont des pertes de sang ou autres. Mais ce sont les douleurs qui les inquiètent le plus ; et cependant, à part les affections cancéreuses à leur dernier degré, les maladies de la matrice accompagnées de douleur sont, en général, moins graves que les autres. C'est ainsi qu'en examinant une femme pour la première fois, il nous arrive souvent d'acquérir la triste certitude qu'il existe une lésion irremédiable, dont le développement n'a été annoncé par aucune douleur notable.

C'est principalement vers l'époque de la vie qu'on nomme *l'âge critique*, que les femmes sont plus disposées à se faire illusion sur leur état de santé , attribuant ce qu'elles éprouvent alors au changement naturel qui va s'opérer dans leurs fonctions. Dans un âge plus avancé, quand les règles ont cessé de paraître depuis plusieurs années , elles se complaisent souvent dans ce qu'elles appellent un *retour de jeunesse ,* tandis que les pertes de sang, à cette époque de la vie, après cinquante ans , par exemple, méritent à nos yeux la plus grande attention , et nous imposent le devoir d'en rechercher rigoureusement la cause.

A une autre période de la vie, les femmes qui ont eu des enfants sont, en général, peu disposées à s'inquiéter des écoulements blancs qu'elles remarquent, se persuadant, en raison de leur couleur , que c'est du lait qu'elles rendent. 'Mais l'analyse la plus exacte prouve que la matière de ces écoulements n'a absolument aucune analogie avec le lait que sécrètent les glandes mammaires.

Les écoulements qui ont lieu par les organes génitaux des femmes soit en santé, soit dans certaines maladies , peuvent être classés de la manière suivante :

1° Écoulements sanguins ;

2°   —   séreux ;

3°   —   muqueux ;

4° Ecoulements mucoso-purulents ou puriformes;
5°   —   purulents ;
6°   —   sanieux.

ÉCOULEMENTS DE SANG.

En santé, et pendant environ trente années de leur vie, les femmes perdent chaque mois une certaine quantité de sang, sauf les temps consacrés à la grossesse et à l'allaitement.

Au moment de la parturition, et après l'accomplissement de cette fonction, elles rendent encore du sang en plus ou moins grande quantité, à quelque période de la grossesse qu'ait lieu l'accouchement; quelquefois même, dans les premiers mois de la gestation, il apparaît un peu de sang, au temps qui répond aux époques mensuelles; ce qui peut faire douter de la grossesse : mais cela est beaucoup plus rare qu'on ne le croit. Plus tard, vers le cinquième ou le sixième mois, si du sang s'écoule, rien n'annonçant autrement un commencement de travail, tout porte à croire que cela dépend de l'implantation du placenta sur l'orifice interne du col de l'utérus, ou très-près de cette partie, ou bien encore d'un décollement du placenta, occasionné par une chute ou une blessure quelconque.

Lors des premières approches conjugales, il s'écoule presque toujours du sang au moment de la défloration, par suite de la déchirure de la membrane hymen ; quelquefois même il en est résulté une hémorrhagie qui a exigé l'intervention de l'art.

Le développement d'un polype ou d'une tumeur fibreuse dans la cavité de l'utérus est presque constamment accompagné de pertes de sang ; cela a lieu même quand ces productions anormales naissent de la cavité du col utérin, et de la surface interne ou externe de l'une de ses lèvres.

Des règles plus abondantes et plus prolongées que de coutume, du sang apparaissant dans les intervalles des époques menstruelles, sous l'influence de l'exercice, de l'acte conjugal, ou d'une émotion morale, indiquent souvent l'existence d'un engorgement inflammatoire ou sub-inflammatoire de la matrice, dans sa totalité, ou seulement de son col.

Les affections ulcéreuses profondes, les lésions cancéreuses déjà avancées, occasionnent presque toujours des pertes sanguines plus ou moins fréquentes, plus ou moins considérables.

Depuis plus de vingt ans que j'exerce la médecine, j'ai rencontré assez souvent des cas dans lesquels il m'a été tout à fait impossible de dire positivement si une perte sanguine, accompagnée de douleurs, était ou non occasionnée par une fausse couche. Mais, depuis quelque temps, j'ai eu occasion de donner mes soins à plusieurs femmes qui, sans avoir eu de retard dans leurs règles, ou au moins sans que le dérangement fût notable, ont été prises tout à coup d'hémorrhagie utérine, avec douleur et fièvre. Dans ces cas, le toucher m'a fait reconnaître que la matrice était notablement augmentée de volume, douloureuse à la pression, présentant toutefois plus de dureté, et l'orifice du col n'étant guère plus dilaté que hors l'état de grossesse. Cette maladie a cédé aux émissions sanguines générales et locales, au repos et à la diète, secondés par les bains entiers et les cataplasmes émollients. L'écoulement de sang, moins considérable au bout de quelques jours, était remplacé par un écoulement rougeâtre, fétide, puriforme, qui continuait plus ou moins longtemps. La sensibilité et le volume de la matrice n'ont diminué qu'avec lenteur. Cet état consécutif a quelquefois nécessité l'emploi des sangsues, appliquées immédiatement sur le col de la matrice, et de plusieurs cautérisations avec le nitrate acide de mercure, lorsque le spéculum mettait à même de constater l'existence d'érosions sur les lèvres du col.

Je suis porté à croire que ces soi-disant fausses couches, dans lesquelles on n'a pas vu le produit de la conception, croyant qu'il avait échappé aux recherches, en se trouvant confondu avec des caillots de sang; que dans ces cas, dis-je, le médecin n'avait eu affaire qu'à une métrite hémorrhagique.

Il résulte de ce que je viens de dire, que, toutes les fois qu'on est appelé auprès d'une femme qui est prise d'une perte, il faut, de toute nécessité, l'examiner par le toucher, pour s'assurer de l'état de la matrice. Sans cette précaution, on s'exposerait souvent à ne pas reconnaître la véritable cause de l'hémorrhagie, et, par conséquent, à ne prescrire que des moyens insuffisants ou nuisibles.

Dans certains états morbides du col de la matrice, les femmes perdent souvent du sang après le coït, après l'exploration avec le doigt ou avec le spéculum, et même à la suite de la cautérisation.

Les autres écoulements, dits *pertes blanches*, *fleurs*, ou mieux *flueurs blanches*, *leucorrhée*, *blennorrhée*, *blennorrhagie*, sont quelquefois colorés par une certaine quantité de sang.

ÉCOULEMENTS SÉREUX.

Le plus ordinaire est celui des eaux de l'amnios, qui a lieu lors de l'accouchement à terme ; mais il peut encore se présenter à toute autre époque de la grossesse, et principalement quelques heures et même quelques jours avant le commencement du travail, ou avant les douleurs et la perte de sang qui annoncent une fausse couche.

Dans la dernière période du cancer utérin, souvent les pertes de sang alternent avec un écoulement, quelquefois très-abondant, d'un liquide séreux, à peine coloré en jaune verdâtre ou en rouge, et pouvant imbiber plusieurs douzaines de serviettes dans les vingt-quatre heures.

On a dit que, dans certains cas d'hydropisie ascite, ou plutôt ovarique, la sérosité avait pris cours par le vagin.

ÉCOULEMENTS MUQUEUX.

Au moment de la naissance, quelques petites filles rendent une assez grande quantité de mucosités épaisses par le vagin. Plus tard, pendant la dentition, on remarque assez souvent une légère leucorrhée, de même que dans le cours de quelques maladies éruptives, accompagnées d'une affection catarrhale, telle que la rougeole. Les jeunes filles scrofuleuses ont quelquefois une leucorrhée longtemps avant l'âge de puberté.

Souvent la première apparition des règles est précédée par un flux muqueux assez abondant. Beaucoup de femmes, d'ailleurs bien portantes, perdent en blanc quelques jours avant et après chaque époque menstruelle.

La leucorrhée essentielle ou simple peut être causée, comme toute autre affection catarrhale, toute inflammation des membranes muqueuses, par le froid humide. C'est ainsi qu'à une certaine époque, à Paris, quand le pont des Arts fut achevé, il devint à la mode d'en faire un lieu de promenade et de réunion. Les dames venaient s'y asseoir, comme dans nos jardins publics, après le coucher du soleil : aussi furent-elles atteintes par l'air frais et humide du fleuve, qui occasionna une espèce d'épidémie de leucorrhée.

Enfin, pendant la durée de la gestation, et principalement dans les dernières semaines qui précèdent la délivrance, les femmes perdent une assez grande quantité de mucosités, qu'on a supposées être destinées à assouplir les organes, et à faciliter l'accouchement, mais qui doivent bien plutôt, je crois, être attribuées à l'engorgement de tous les organes du bas-ventre, occasionnant aussi les varices et l'œdème des membres inférieurs.

Un flux muqueux peut être occasionné par la présence d'un pessaire ou de tout autre corps étranger dans le vagin.

Certaines femmes n'ont d'écoulements blancs que pendant leur séjour dans les grandes villes, et cessent d'en être tourmentées dès qu'elles habitent la campagne. Il en est d'autres qui ont un flux muqueux assez abondant après chaque accès hystérique.

ÉCOULEMENTS MUCOSO-PURULENTS, OU MIEUX PURIFORMES.

Ce sont ceux dont je m'occuperai plus spécialement dans ce mémoire. Ils sont toujours plus ou moins colorés en jaune, et cette teinte se remarque principalement sur les taches qu'ils laissent au linge. Ils dépendent toujours d'un certain degré d'inflammation du col de l'utérus, ou de la membrane muqueuse vagino-vulvaire, sous l'influence d'une cause syphilitique ou autre.

ÉCOULEMENTS PURULENTS.

Les femmes rendent quelquefois du véritable pus par le vagin : c'est dans le cas d'abcès développé dans les ovaires, l'épaisseur des ligaments larges, les parois de la matrice, ou le tissu cellulaire unissant entre eux les organes renfermés dans le bassin.

ÉCOULEMENTS SANIEUX.

Ils sont fétides, diversement colorés, plus ou moins épais, et succèdent à l'accouchement, aux avortements, aux fausses couches, suivis de l'inflammation et même de la gangrène de la surface interne de la matrice. On les retrouve encore dans le cas de rétention du placenta, en totalité ou en partie, ou de celle d'un caillot de sang, retenu pendant plusieurs jours dans la cavité utérine par quelque débris de membrane. Ils sont souvent occasionnés par la présence d'une tumeur polypeuse ou autre, ou par celle d'un pessaire oublié dans le vagin, et enfin par une altération carcinomateuse avancée.

Dans les cas de fistule vésico-vaginale ou recto-vaginale, les femmes rendent par la vulve l'urine ou les matières fécales liquides ou gazeuses. Il arrive quelquefois que de l'urine s'écoule par l'orifice du vagin, sans que la vessie ou l'urèthre communique avec ce conduit : c'est lorsque, dans des maladies longues qui obligent les femmes à rester constamment couchées sur le dos, et à rendre l'urine dans cette position, comme, par exemple, le rhumatisme articulaire général, les fractures des membres inférieurs, une certaine quantité de ce liquide, quelque précaution qu'on puisse prendre, s'introduit dans le vagin, y stagne, cause une inflammation douloureuse, et même des dépôts des sels de l'urine.

Chez quelques femmes, d'ailleurs bien portantes, il s'échappe parfois par l'orifice du vagin, et même avec bruit, des fluides gazeux ; c'est presque toujours de l'air atmosphérique, introduit en même temps que l'eau des injections, ou refoulé pendant le coït. Quelques auteurs parlent même de gaz rendus en grande quantité par le vagin, et provenant de la cavité de la matrice, dont le développement avait fait croire à une grossesse.

« Les maladies de l'utérus sont dans une dépen-
« dance réciproque ; elles s'engendrent en quelque
« sorte les unes les autres, et se succèdent dans leur
« formation. Les plus graves, les plus décidément
« incurables, ont souvent pour point de départ,
« pour cause primitive, une affection légère, qu'il

« eût été facile de guérir, et dont la guérison eût
« arrêté le mal dans sa source : ainsi la leucorrhée,
« qui n'est souvent qu'un symptôme d'affections
« diverses, devient bien souvent à son tour la cause
« des maladies les plus graves. Cet écoulement, ou,
« pour être plus exact, l'état catarrhal ou phleg-
« masique de la muqueuse qui le produit, ouvre la
« marche dans un grand nombre de maladies de la
« matrice, les précède, et bien certainement les en-
« gendre en se prolongeant » (Dr Mélier) (1).

« Ainsi, l'utérus et surtout son col doivent être
« regardés comme le point de départ du plus grand
« nombre des écoulements leucorrhoïques.

« L'infirmité dont nous parlons ici (flueurs blan-
« ches) n'est pas seulement déplaisante, et propre
« à inspirer le dégoût : il est arrivé plus d'une fois
« que l'homme qui avait communiqué avec une
« femme affectée de flueurs blanches a été atteint
« d'une phlegmasie de l'urèthre assez forte, tantôt
« de quelques jours seulement, tantôt assez opi-
« niâtre pour donner à un mari de fâcheux soup-
« çons. Toutefois, c'est plutôt, à ce qu'il nous a
« paru, dans le cas de leucorrhée sub-aiguë qu'on a
« observé ces exemples de contagion. Ce pourrait
« être du moins dans un moment de recrudescence
« d'une leucorrhée chronique ; et l'on peut penser

---

(1) *Mémoires de l'Académie royale de médecine*, t. 2, 3^e
fascicule, *Considérations pratiques sur le traitement des maladies de la matrice*; 1833.

« que le coït exercé durant la menstruation n'a été
« quelquefois suivi de blennorrhagie, chez l'homme,
« qu'à raison de l'écoulement muqueux et légère-
« ment phlegmasique qui s'était déjà en partie
« substitué au sang des règles » (Dr Dugès) (1).

Les pertes blanches ou diversement colorées
qui peuvent avoir lieu par les organes génitaux de
la femme sont toujours un symptôme d'une disposition catarrhale générale ou locale, constitu-
tionnelle ou acquise, d'un état d'irritation ou de
relâchement de la membrane muqueuse qui ta-
pisse toute l'étendue de la surface interne des organes sexuels, ou de quelque altération plus ou
moins profonde, plus ou moins grave de ces mêmes
organes ou de leurs dépendances ; aussi leurs causes
doivent-elles être les mêmes que celles de toutes
les maladies de la matrice.

Ces causes sont générales ou particulières : au
nombre des premières on peut mettre une organisation prédisposante, transmise par l'hérédité, ou
acquise sous l'influence d'un air froid et humide,
dans un pays marécageux, dans les grandes villes,
au milieu des inconvénients de la civilisation, de
l'agglomération, du luxe et de la misère ; la vie sédentaire, les excès de tout genre, les affections
morales tristes, les passions, le célibat et les habi-

----

(1) *Traité pratique des maladies de l'utérus et de ses annexes,* par madame Ve Boivin et A. Dugès ; 1833.

tudes solitaires, ou le coït trop souvent répété; enfin les fatigues des grossesses trop rapprochées.

Parmi les causes particulières, on peut citer les chutes sur le dos et sur le siége, l'équitation, l'habitude de frotter les appartements, celle de porter des fardeaux, la station debout trop prolongée, comme dans certaines professions, une alimentation insuffisante, de mauvaise nature ou trop stimulante, l'usage d'un pessaire, l'habitude de s'asseoir dans des fauteuils à coussins de plumes, nommés *bergères*, l'usage habituel des chauffe-rettes, les vêtements trop légers, principalement sur les membres inférieurs, les chaussures à se-melles minces; enfin l'accouchement, l'avortement, les fausses couches; ce qui a fait dire à l'honorable professeur Paul Dubois (1):

« La plupart des femmes attachent trop peu « d'importance à un avortement; et c'est sur- « tout chez les femmes du peuple que cette in- « différence s'observe : parce que le ventre n'est « point volumineux, que les seins ne se gonflent « point, qu'en un mot, bien des modifications « organiques que l'on observe dans un accouche- « ment à terme manquent ici, elles pensent qu'elles « ont bien moins d'accidents à craindre, et elles « se trompent.

« Les fem es qui, après une fausse couche, se

---

(1) *Gazette des hôpitaux*, 18 juillet 1841.

« lèvent et marchent trop tôt, s'exposent non-seu-
« lement à une métrorrhagie, mais encore à des
« affections organiques de l'utérus, affections dif-
« ficilement curables. »

M. Lisfranc, dont l'autorité est si imposante
dans tout ce qui a trait à la haute chirurgie, et
plus particulièrement aux maladies de la matrice,
a dit, dans ses leçons cliniques (1) :

« Sous le rapport des causes, le catarrhe vagino-
« utérin, soit aigu, soit chronique, peut être spon-
« tané, ou dépendre des principales causes assi-
« gnées aux affections utérines en général. On a
« signalé l'influence des vices dartreux, scrofuleux,
« la seconde dentition, un tempérament mou,
« lymphatique, etc. Le plus souvent l'état aigu est
« le résultat d'une cause directe, soit mécanique,
« soit chimique, telle que l'abus du coït, la dis-
« proportion des organes, la masturbation répétée ;
« l'intromission, dans les parties génitales, de corps
« durs, irritants, les contusions, les déchirures,
« les accouchements laborieux, le contact d'une
« matière contagieuse syphilitique. L'état chronique
« succède parfois au précédent, comme aussi il est
« très-souvent primitif. L'emploi des chaufferettes,
« l'usage habituel du café au lait, ont encore été
« considérés comme pouvant déterminer des écou-
« lements blancs. »

---

(1) *Traité des maladies de l'utérus, d'après les leçons cliniques de M. Lisfranc,* par H. Pauly ; 1 vol. in-8, 1836.

Mais la cause la plus commune, la plus immédiate, des écoulements blancs ou autres, durant depuis un certain temps, est une altération appréciable des organes génitaux ou de leurs dépendances (vulvite, vaginite, métrite générale ou partielle, ovarite, polypes, tumeurs fibreuses, ulcérations syphilitiques, affections cancéreuses).

Après l'accouchement, et à quelque époque de la grossesse qu'il ait lieu, les femmes ont, pendant quelques semaines, un écoulement, auquel on a donné le nom de *lochies*. Sa couleur, son épaisseur, son odeur, sa quantité, changent de telle manière, que, pendant sa durée, il peut offrir successivement les caractères de presque toutes les espèces d'écoulements dont j'ai parlé.

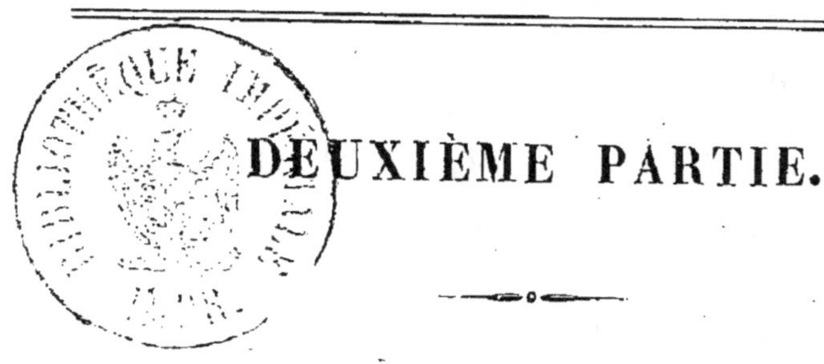

DEUXIÈME PARTIE.

—⚬—

DIAGNOSTIC DES ÉCOULEMENTS BLANCS.

Éclairé par les travaux de ceux qui m'ont précédé, heureux de reconnaître que, sur bien des points, mes observations pratiques se trouvent confirmées par les leurs, c'est pour moi un devoir et en même temps un plaisir de citer avec honneur ceux de mes confrères qui se sont occupés avec le plus de succès de l'étude des maladies particulières aux femmes, et de leur traitement.

Voici donc ce que disent MM. les docteurs Lagneau et Lisfranc, au sujet de la leucorrhée ou flueurs blanches :

« Tantôt l'écoulement est transparent comme du
« blanc d'œuf cru; d'autres fois il est d'un blanc de
« lait; souvent il est jaunâtre plus ou moins vert,
« et quelquefois roussâtre, ou d'une teinte légè-
« rement noire. Il varie aussi quant à sa consistance :
« parfois il est séreux et abondant; le plus ordinai-
« rement on le trouve visqueux comme l'albumine
« de l'œuf qui a subi un commencement de coc-
« tion : il a l'apparence de la crème; quelquefois il

2

« sort par gros flocons des mucosités épaisses ,
« abondantes et d'aspect caséeux ; on l'a vu aussi
« ressembler à du vrai pus. Tantôt il est inodore,
« et d'autres fois très-fétide. Enfin ce liquide est le
« plus souvent doux, et ne présente aucune pro-
« priété stimulante ni contagieuse ; tandis que, dans
« certains cas, tels que celui de l'existence du virus
« syphilitique, d'une métastase dartreuse, d'une
« très-vive inflammation, ou de quelques autres
« circonstances qu'on est porté à croire beaucoup
« moins graves encore, il acquiert plus ou moins
« d'âcreté, excite des ardeurs d'urine, rubéfie et
« excorie même la peau environnant les parties
« sexuelles, comme, dans certaines ophthalmies, les
« larmes irritent les paupières et les joues sur
« lesquelles elles coulent.

« La nécessité d'une exploration scrupuleuse ,
« même dans les cas les moins graves de leucorrhée,
« est du reste assez généralement admise aujour-
« d'hui, lorsque, toutefois, des circonstances qu'on
« devinera aisément ne s'y opposent pas d'une ma-
« nière absolue. Aussi, depuis qu'on y a plus fré-
« quemment recours, a-t-il été reconnu par des
« praticiens un peu exercés, et cette vérité se trouve
« bien confirmée par les nombreux et intéressants
« faits observés depuis longtemps à la clinique de
« la Pitié, par M. le docteur Lisfranc, que presque
« toutes les femmes qui sont affectées de flueurs
« blanches, même d'apparence bénigne, depuis plus
« de trois ou quatre mois , présentent en même

« temps un engorgement plus ou moins douloureux
« du col de la matrice (1).

« Pour nous, le point important est de savoir :
« 1° s'il existe des pertes blanches dues à un état
« aigu ou chronique ; 2" si ces pertes sont essen-
« tielles, c'est-à-dire dépendantes d'un état catar-
« rhal de la face interne des organes génitaux, ou
« bien symptomatiques d'une autre affection plus
« ou moins grave ; 3° si elles dépendent d'une cause
« syphilitique.

« Dans le catarrhe vagino-utérin chronique, que
« cet état de l'inflammation soit primitif, ou succède
« à l'état aigu, le premier soin doit être d'explorer
« attentivement le vagin et l'utérus, pour s'assurer
« si l'écoulement ne serait pas entretenu par une
« altération chronique des tissus » (2).

Le diagnostic consiste donc à distinguer la nature, et surtout la cause des-écoulements.

On s'assure aisément que les pertes non sanguines viennent du canal vulvo-utérin ; mais il n'est
pas toujours facile de décider si la matière de l'é-
coulement s'échappe par le méat urinaire, ou seulement par l'orifice du vagin, ou bien encore en
même temps, par l'une et par l'autre de ces deux
ouvertures.

Les écoulements varient beaucoup sous le rap-

(1) *Dictionnaire de médecine, ou Répertoire général des
sciences médicales,* t. 18 ; 1838.
(2) M. Lisfranc, leçons cliniques.

port de leur abondance, de leur couleur, de leur épaisseur, de leur odeur, et des taches qu'ils laissent sur le linge. Dans certains cas, l'écoulement dit *fleurs blanches* est si peu considérable, qu'à peine il laisse quelque humidité entre les lèvres de la vulve, et forme quelques petites taches sur le linge. Alors, le plus ordinairement, les femmes ne s'en plaignent pas.

Dans les grandes villes principalement, il est peu de femmes qui n'aient cette légère incommodité, qu'elles se bornent à combattre par des soins de propreté. Dans ces circonstances, le fluide rendu est sans odeur prononcée, d'une couleur blanchâtre, comme du blanc d'œuf ou comme du lait. Les taches qu'il laisse sur la chemise ressemblent à celles que produirait une légère solution de gomme ou d'empois.

Quelquefois cet écoulement n'a lieu que plusieurs jours avant et après chaque époque des règles. Quand la santé est bonne d'ailleurs, ce léger suintement mérite peu d'attention, et céderait facilement à quelques modifications hygiéniques.

Mais lorsque la leucorrhée devient assez abondante pour amener la pâleur du visage, des lassitudes générales, des dérangements dans les fonctions de l'estomac, et que les téguments des organes génitaux externes et de la partie interne des cuisses s'excorient, en même temps que les taches du linge offrent plusieurs teintes, leur centre étant d'un jaune soufre, et que l'écoulement devient odorant ; il est urgent d'en chercher avec soin la cause, pour la combattre par un traitement convenable.

Le sang laisse sur le linge des taches de couleur différente, en raison de son épaisseur, et selon qu'il se trouve mêlé ou non à des matières blanches ; ce dont on peut tirer quelques inductions, sous le rapport du diagnostic.

Les écoulements non sanguins marquent les linges en taches plus ou moins larges, blanchâtres, grisâtres, de même teinte dans toute leur étendue ; le linge devient roide comme si on l'eût trempé dans une solution de gomme ou d'amidon. Dans d'autres cas, ces taches sont blanchâtres à leur circonférence, et d'une couleur jaune, jaunâtre, verdâtre, rougeâtre à leur centre. La teinte jaune, plus ou moins foncée, tirant sur le vert, annonce presque toujours qu'il existe des rougeurs, des érosions au museau de tanche, ou bien une vaginite assez aiguë, syphilitique ou autre. Dans quelques affections cancéreuses, les taches du linge sont quelquefois noirâtres.

« La couleur, la densité, le plus ou moins d'a-« bondance des écoulements, ne sauraient préciser « l'affection qui les fournit.

« Tous les écoulements sont plus ou moins odo-« rants : l'odeur ne précise donc pas davantage leur « nature ; seulement, dans le cancer confirmé, c'est « une odeur aigre, infecte, *sui generis*, tellement

« qu'il suffit de l'avoir sentie une fois pour ne plus
« s'y méprendre » (Dʳ Lisfranc).

Toutefois cette règle n'est pas sans exception ;
car, il y a quelque temps, je fus appelé auprès
d'une demoiselle d'une trentaine d'années, qu'on
disait atteinte d'un cancer de l'utérus, et près de
laquelle je reconnus l'odeur infecte dont parle
M. Lisfranc : cependant, un examen plus complet
me mit à même de constater qu'il ne s'agissait pas
d'une affection cancéreuse, mais bien d'une hydropisie de l'ovaire gauche, formant une tumeur volumineuse, qui, par la pression qu'elle exerçait
sur la matrice, avait déplacé cet organe, et entre-
tenait, depuis plusieurs mois, des pertes de sang
assez considérables pour qu'on eût cru devoir les
arrêter par le tamponnement. Une certaine quantité de sang, retenue dans le fond du vagin, et
peut-être aussi dans la cavité de la matrice, s'y
était altérée, et avait occasionné un écoulement
qui, par sa fétidité, avait beaucoup d'analogie
avec celui qui accompagne les ulcérations carci-
nomateuses.

Tout écoulement sanguin ou autre, plus ou moins
abondant, plus ou moins odorant, et qui se prolonge
en s'accompagnant de malaises généraux et de
douleurs dans la région du bassin, exige impé-
rieusement qu'on explore au plus tôt, et avec la
plus grande attention, les organes génitaux tant
externes qu'internes, avant d'indiquer un traitement quelconque. Sans cette précaution indispen-

sable, le médecin compromet la santé et même la vie de ses malades, ainsi que sa propre réputation.

Ce n'est, en effet, que par un examen complet et très-minutieux qu'il peut parvenir à découvrir les causes de cette maladie, et sa véritable nature. C'est le seul moyen de distinguer si un écoulement dépend de l'inflammation plus ou moins aiguë, plus ou moins étendue de la membrane muqueuse des organes génitaux, ou de son relâchement, de son atonie ; s'il est le symptôme d'une altération plus ou moins profonde de la matrice, dans sa totalité, ou seulement dans une de ses parties ; et enfin s'il dépend de la lésion de quelque organe voisin.

« Il n'est point d'affections dans lesquelles une
« exploration attentive et directe soit plus souvent
« nécessaire, indispensable même, dans lesquelles
« elle donne des résultats plus positifs. Le prati-
« cien qui s'en occupe ne saurait trop se pénétrer
« de cette vérité, dont l'expérience de chaque jour
« vient attester la haute importance. Rien ne peut
« tenir lieu de l'exploration : ni l'observation la
« plus minutieuse des symptômes généraux ou
« communs, ni l'étude la plus approfondie des cir-
« constances commémoratives. Il faut, de toute
« nécessité, toucher et voir ; sans cela, on s'expose
« aux erreurs les plus funestes, on compromet la
« vie des malades. Un mal simple à son début, et
« qu'il eût été facile de guérir, reste ignoré ou
« méconnu, faute d'investigations ; abandonné à

« lui-même , ou traité par des moyens insignifiants ,
« quelquefois même nuisibles , il fait des progrès ,
« s'aggrave , change de nature , et se trouve incu-
rable quand on vient à l'examiner.

« Tout dérangement un peu prolongé des or-
« ganes génitaux de la femme ou de leurs fonctions,
« toute incommodité qui persiste , toute souffrance,
« même légère , qui se répète , doivent éveiller l'at-
« tention du médecin , et méritent examen. En se
« livrant à des recherches convenables dans des
« cas où, au premier abord , elles auraient semblé
« inutiles ou superflues , on est souvent tout étonné
« des résultats auxquels on arrive, et des décou-
« vertes que l'on fait.

« Les femmes n'ont qu'à se féliciter d'avoir su
« vaincre la répugnance que leur inspire toujours
« un pareil examen , et elles sont bien dédomma-
« gées du pénible sacrifice qu'il impose à leur
« pudeur » (D\ Mélier).

« Il devrait être de précepte de recourir au spé-
« culum dans tous les cas de simple écoulement
« blennorrhagique ou tant soit peu suspect. »

(D\ Ricord.)

« L'écoulement syphilitique n'a rien en lui-même
« qui lui donne un caractère reconnaissable. »

(D\ Lisfranc.)

Le diagnostic des écoulements blancs vaginaux
est donc basé sur l'appréciation des déclarations
de la malade, et des symptômes généraux et locaux qu'elle offre à l'observation , mais principa-

lement sur le toucher et l'emploi du spéculum.

Tout en tenant compte des renseignements donnés par les femmes, il faut se garder de se borner à cela pour établir le diagnostic et proposer des moyens thérapeutiques.

Quant aux symptômes généraux et aux dérangements fonctionnels, ils doivent sans doute éveiller l'attention du médecin, mais rarement ils peuvent suffire pour faire reconnaître la véritable nature des écoulements, et apprécier d'une manière précise leur cause.

C'est donc uniquement au toucher et à l'application méthodique du spéculum qu'il faut se fier pour être sûr d'acquérir une connaissance exacte, indubitable de la cause réelle des écoulements vaginaux, de quelque nature qu'ils soient ; car si l'on ne peut disconvenir que le diagnostic ne soit la véritable base de la médecine, on ne doit rien négliger de ce qui peut le rendre plus précis, plus positif : aussi tous les moyens doivent-ils être permis, pour arriver à une exploration plus complète.

DU TOUCHER.

De la manière de le pratiquer ; de ce qu'il peut faire reconnaître.

Il est passé en usage de désigner sous le nom de *toucher* l'emploi des mains méthodiquement appliquées pour explorer les organes génitaux internes de la femme, soit dans le but de s'assurer de la grossesse et de ses périodes, soit pour éclairer le diagnostic des maladies de la matrice et de ses dépendances.

On ne devient habile au toucher que par beaucoup d'exercice, et en connaissant bien l'organisation de la femme à l'état normal, selon les diverses périodes de sa vie, son état de vierge, de femme mariée, et de femme ayant eu des enfants; selon sa taille, sa conformation, son plus ou moins d'embonpoint: d'où il résulte que cette opération, des plus importantes, a ses difficultés, et qu'à moins d'une grande habitude, elle peut ne pas éclairer, autant qu'on le voudrait, le diagnostic des maladies particulières aux femmes.

L'organisation du médecin, son toucher plus ou moins exact, et sous ce rapport les médecins diffèrent beaucoup, peuvent rendre les résultats du *toucher* plus ou moins sûrs; et puis la docilité de la femme, sa sensibilité plus ou moins grande, en général, et plus particulièrement celle des organes génitaux, qui peuvent aussi être plus ou moins douloureux, en raison de l'inflammation dont ils sont le siége : tout cela peut faire que le toucher ne serve pas autant qu'on le désirerait. En y procédant avec toute la prudence, la réserve et la douceur possibles, il faut cependant que le médecin parvienne à atteindre le but qu'il se propose, dût-il quelquefois occasionner de la douleur. C'est à lui de savoir inspirer aux femmes assez de confiance, d'être assez persuasif, pour parvenir à vaincre la répugnance toute naturelle qu'elles ont à se soumettre à ce genre d'exploration, dont il doit leur faire sentir toute l'importance et l'indispensable nécessité; puisque, sans cet examen préalable, il ne peut consciencieusement leur rien prescrire.

Le toucher peut être pratiqué la femme étant debout: c'est, en général, dans cette position qu'on s'assure de la grossesse et de ses phases; qu'on peut le mieux reconnaître les différents degrés de l'abaissement de la matrice. Mais, en général, dans le cas de maladie de cet organe ou de ses annexes, les explorations sont plus faciles, plus complètes, quand on y procède les femmes étant couchées.

Selon la manière de le pratiquer, le *toucher* peut être hypogastrique, vaginal ou rectal, séparément ou simultanément. Ce fut longtemps le seul moyen employé pour reconnaître les maladies de l'utérus et de ses dépendances. Quand on y est exercé, on peut en tirer grand parti.

TOUCHER HYPOGASTRIQUE.

Pour y procéder avec fruit, il faut que la femme soit couchée sur un lit convenablement haut et point trop mou, ou sur un canapé; qu'elle y soit placée sur le dos, ayant la tête et les épaules très-

peu ou point élevées, et dirigées vers le côté
gauche du médecin ; que ses genoux soient relevés
et un peu écartés, les pieds étant bien appuyés
sur le lit, et le corps étant débarrassé de tout
vêtement trop serré ou épais. Il faut avoir soin
qu'autant que possible la vessie et le rectum soient
vides, et qu'aucun aliment n'ait été pris depuis
quelques heures.

Les mains doivent être appliquées avec précaution, autant que possible sur le linge. On ne doit
appuyer que graduellement sur la région hypogastrique, en ne perdant pas de vue, d'un côté,
l'ombilic et la sympyhse pubienne, et de l'autre,
les crêtes iliaques, pour toujours s'orienter. Chez
les femmes qui ont peu d'embonpoint, et chez
celles qui ont eu plusieurs enfants, le toucher
hypogastrique est, en général, facile. Mais lorsque
l'abdomen est volumineux ou très-résistant, quand,
en raison d'une grande susceptibilité, les muscles
de ses parois se contractent avec énergie, on a
souvent de la peine à plonger assez dans le bassin
pour atteindre l'utérus, à moins qu'il n'ait acquis
un assez grand volume. On diminue l'inconvénient
de la contraction musculaire, en adressant à la
malade quelques questions pour détourner son
attention. Dans quelques cas, par exemple chez les
femmes très-grasses, on se trouve bien d'appuyer
la main un peu au-dessus de l'arcade crurale, en
dehors du muscle droit, point où l'on rencontre
moins de résistance, ce qui permet à la main

d'atteindre à une plus grande profondeur, en l'avançant peu à peu vers le milieu du bassin. Quelquefois aussi le toucher hypogastrique devient plus positif et plus probant en l'exerçant, la femme étant couchée sur un des côtés, ayant les cuisses et les jambes fléchies, et le corps ployé en avant. L'expérience indique bientôt la meilleure manière de l'exercer pour en tirer plus de fruit. Dans beaucoup de cas, on se trouve bien de combiner le toucher hypogastrique avec l'un des deux autres pratiqués avec l'autre main.

Par le toucher hypogastrique, on apprécie jusqu'à un certain point le volume de l'utérus, quand son fond dépasse le rebord du bassin, et même lorsque cet organe, malgré son état d'engorgement, est encore contenu dans l'excavation du bassin. On juge de la forme de la matrice, de l'état de sa surface, unie ou inégale, de sa position, et jusqu'à un certain point, de sa consistance. Par le toucher hypogastrique, on parvient souvent aussi à constater l'état de ses dépendances.

TOUCHER VAGINAL.

Il consiste à introduire dans le vagin un ou plusieurs doigts de l'une ou de l'autre main, enduits d'un corps gras, dans l'intention d'explorer le vagin, l'utérus et ses annexes. Avant d'y procéder, il est plus indispensable encore que pour le toucher hypogastrique, que la vessie et le rectum soient libres. La position à faire prendre à la malade variera selon les cas : on peut la faire tenir debout, appuyée contre un meuble, comme dans le cas de grossesse ; à genoux sur son lit, ou couchée sur le dos ou sur un des côtés. Dans quelques cas, l'exploration est plus complète quand on y procède, les femmes ayant les pieds à terre, et le corps penché en avant, en travers d'un lit, comme pour l'examen du rectum. D'autres fois on parvient plus facilement à s'assurer de l'état de l'utérus, en plaçant les femmes sur un lit, appuyées sur les coudes et les genoux, les cuisses étant rapprochées du ventre, et les reins cambrés.

Par le toucher vaginal, on s'assure de l'état du vagin, de son ampleur, de sa sensibilité, de l'état de sa membrane muqueuse, sous le rapport des inégalités qu'elle peut présenter. Mais le toucher vaginal sert principalement à explorer l'utérus, et surtout son col, considéré sous le rapport de sa sensibilité, de sa forme, de son volume, de sa chaleur, de sa consistance, de la place qu'il occupe dans le vagin, des inégalités qu'il peut offrir, des excroissances dont il peut être le siége, de la forme, du volume, de la consistance et de l'écartement de ses lèvres, de l'état de son orifice, qui permet ou non l'introduction du bout du doigt. C'est par le toucher vaginal, aidé de la palpation, ou toucher hypogastrique, qu'on peut le mieux apprécier l'état de la matrice et de ses dépendances. Cette combinaison est presque toujours nécessaire.

TOUCHER RECTAL.

Habituellement trop négligé, il peut cependant éclairer beaucoup le diagnostic des maladies de la matrice; par exemple, chez les vieilles femmes dont le vagin a perdu de sa longueur, de sa souplesse; et surtout quand il offre cette disposition qui n'est pas rare, et qui consiste en un resserrement de sa partie supérieure, de manière que le doigt est arrêté, avant d'arriver au col utérin, par une cloison, espèce de diaphragme percé d'une petite ouverture pouvant à peine admettre le bout du doigt, et qu'on ne pourrait essayer de franchir, sans produire un déchirement douloureux et un écoulement de sang.

Le toucher par le rectum sert encore à reconnaître d'une manière plus positive le degré d'engorgement de la partie postérieure de l'utérus, qui a lieu si souvent dans la rétroversion. Par ce moyen d'exploration, on peut aussi, assez exactement, s'assurer de l'état du col et du corps de la matrice chez les vierges, et l'on n'a pas à craindre de déchirer la membrane hymen, et de causer de la douleur.

En général, pour exercer le toucher vaginal ou rectal, un seul doigt suffit; mais, dans certains cas, on se trouve bien d'examiner avec deux doigts, soit l'index et le médius réunis, soit le pouce et l'index. C'est avec le pouce et l'index, introduits avec précaution dans le vagin, qu'on peut le mieux apprécier l'état du col utérin, sous le rapport de son volume, de sa longueur, de sa consistance, de son degré de sensibilité à la pression ; et par ce moyen on parvient plus aisément à ramener la matrice à sa position normale, dans le cas d'antéversion ou de rétroversion. On ne doit pas négliger non plus, dans certaines circonstances, d'introduire l'index dans le rectum, et le pouce de la même main dans le vagin, pour mieux explorer la face postérieure du col et du corps de l'utérus, ainsi que la cloison recto-vaginale. Mais, en résumé, quand on est appelé à traiter un grand nombre de femmes, pour ces sortes de maladies, on devient ingénieux à faire tout ce qu'il faut pour éclairer le plus possible la question ; et cette expérience, acquise par soi-même, vaut mieux que tous les préceptes donnés par les autres. Toutefois, un médecin discret et prudent n'oublie jamais de ménager autant que possible la susceptibilité et la pudeur des femmes. Ce sont des attentions dont elles lui savent toujours gré, et que la morale commande. Il faut que, dans tous ses rapports, si immédiats, si intimes avec ses malades, qui lui donnent une si grande preuve de raison et de confiance, le médecin, quelque jeune qu'il soit, oublie qu'il est d'un autre sexe ; et qu'il se dise que sa seule mission, si digne, si honorable, n'est que de guérir ou de soulager.

DU SPÉCULUM.

*De la manière de s'en servir, et de ce qu'il peut
faire constater.*

On est convenu de nommer spéculum un instrument creux, en général de forme conique ou cylindrique, de métal léger et poli, ou de toute autre substance solide, telle que le bois, la corne, l'ivoire, le verre, le cuir bouilli et verni, la composition dite *gomme élastique*, dont on fait d'autres instruments de chirurgie, tels que les bougies, les sondes, les pessaires, etc. Cet instrument est fait de manière à ce qu'étant introduit dans quelques ouvertures naturelles, il permette de voir à une certaine profondeur. L'art possède un spéculum pour la matrice, pour le rectum, le conduit auditif externe, la bouche, le nez, l'œil.

Le speculum uteri a, dit-on, été connu des anciens ; mais ils s'en servaient peu ou mal, et depuis longtemps il était totalement oublié, quand, il y a quelques années (en 1827), notre célèbre professeur Récamier le retrouva, ou plutôt l'inventa, et l'employa avec un avantage immense pour le diagnostic et pour le traitement des maladies de la matrice et du vagin. La base de tous les instruments de ce genre qu'on possède maintenant est toujours le cône tronqué métallique de cet ingénieux et savant médecin.

Pour moi, il n'y a que deux espèces de speculum uteri : celui d'une seule pièce, et celui qui est composé de plusieurs valves. Quant à leur forme, leur dimension en longueur ou en largeur, leur mécanisme, ils me paraissent d'une importance assez secondaire, quoique chacune de ces espèces trouve, dans quelques cas, son application. Toutefois, je conseille au médecin qui veut se livrer au traitement des maladies de la matrice d'avoir à sa disposition plusieurs de ces instruments, différant les uns des autres principalement sous le rapport de leur longueur et de leur volume, pour les employer selon les différents cas. Il serait à désirer que tous fussent garnis d'un embout de bois dur et poli, ce qui en rend indubitablement l'emploi plus facile et moins douloureux.

Le spéculum d'une seule pièce peut, dans presque tous les cas, remplacer les autres, soit pour la simple exploration, soit pour l'application des sangsues ou les cautérisations. Mais il est vrai de dire aussi que le spéculum bivalve à bascule, c'est-à-dire à charnières latérales et moyennes, en un mot, celui qu'a inventé le docteur Jobert de Lamballe, est d'une introduction plus facile, moins douloureuse, et permet, par l'élargissement dont une de ses extrémités est susceptible, de voir plus complétement le col de l'utérus, et même une partie du fond du vagin, sans trop distendre l'anneau vulvaire : c'est celui dont je me sers le plus communément, excepté pour l'application des sangsues. Mais il demande un peu d'habitude pour éviter, en l'ouvrant, de pincer les parois du vagin, une fois introduit, et surtout en le retirant. Bref, le meilleur spéculum est celui qu'on emploie le plus habituellement, et qui, pour ainsi dire, est devenu plus familier ; c'est pourquoi chaque chirurgien vante et préfère celui qu'il a inventé ou modifié. Un autre spéculum dont l'application est assez facile, mais qui a l'inconvénient de dilater quelquefois douloureusement l'entrée du vagin, c'est celui qui est formé de deux pièces, dont l'une roule en s'appliquant sur l'autre : il m'est arrivé de le préférer, dans certains cas d'antéversion ou de rétroversion, parce que je parvenais plus aisément qu'avec un autre à saisir le col de la matrice et à le bien voir.

En général, pour l'examen au spéculum, les femmes doivent être couchées sur le dos, dans un lit ou sur un canapé, en long, comme pour dormir, ou en travers, ayant les pieds convenablement appuyés sur deux chaises, et les cuisses suffisamment écartées. Mais cette posture n'est pas indispensable, et répugne souvent aux malades : aussi, dans bien des cas, ai-je pu explorer avec cet instrument, cautériser le col, y appliquer des sangsues, les femmes étant couchées de côté sur un lit, dans la position qu'elles prennent pour recevoir un lavement. Cette attitude, quand elle doit se prolonger, par exemple dans le cas d'application de sangsues, est moins fatigante pour la malade et pour l'opérateur. Cette manière d'appliquer le spéculum est préférable dans quelques cas, comme lorsque le col est fortement porté en arrière ou en avant, dans l'antéversion et la rétroversion de l'utérus; ou bien, quand naturellement la vulve se trouve très en arrière, comme on le remarque chez beaucoup de femmes bien conformées d'ailleurs.

L'instrument, avant d'être introduit, doit être légèrement chauffé, pendant l'hiver, et enduit avec soin d'un corps gras, tel que le beurre frais, le cérat, la pommade nommée *cold-cream*, de préférence à l'huile, qui n'adhère pas assez à la surface de l'instrument, et est plus facilement enlevée par les frottements et par les humidités de la vulve et du vagin.

L'introduction du spéculum doit, chaque fois, être précédée de celle du doigt, pour s'assurer de la position du col utérin, et, par là, éviter des tâtonnements plus ou moins douloureux. Dans tous les cas, on ne saurait procéder à cette manœuvre avec trop de précaution et de douceur, soit pour, autant que possible, éviter de causer de la douleur, soit pour ne pas heurter, blesser, faire saigner les lèvres du col.

Indépendamment de la position sur le côté, qui peut être plus convenable, et rendre l'exploration plus efficace; dans certains cas, on se trouvera bien d'appliquer le spéculum, la malade étant couchée en travers d'un lit, et s'appuyant sur ses bras et sur ses genoux, ayant la tête basse, le

siége élevé, les reins déprimés, et les cuisses fléchies, et plus ou moins rapprochées du ventre ;
position quelquefois fort utile dans l'exploration
par le toucher. La cautérisation, et même l'application des sangsues sur le col utérin, peuvent très-
bien être faites dans cette posture, qui, toutefois,
doit être plus fatigante qu'une autre, et pour laquelle les femmes ont le plus de répugnance. Mais,
dans certaines positions de la matrice, elle peut
être fort utile ; de même que celle dans laquelle
on place les malades pour explorer le rectum :
c'est-à-dire les pieds à terre et le corps fléchi à
angle droit, sa partie supérieure penchée et appuyée en travers sur un lit, ou bien les mains
placées sur le dos ou sur les bras d'un fauteuil.

J'ai insisté sur ces détails, qui, peut-être au premier abord, paraîtront minutieux, surtout aux
médecins qui n'ont pas été dans le cas de traiter
beaucoup de maladies de femme ; mais c'est que
je sais par expérience que les explorations, et toutes
les opérations pratiquées sur ces régions, offrent
souvent beaucoup de difficultés que le praticien
seul peut apprécier et vaincre. En ne négligeant
aucune de ces ressources, les malades y gagneront
toujours, sous le rapport de la précision du diagnostic et de l'efficacité du traitement.

C'est au moyen du spéculum qu'on s'assure de
l'état réel de la surface intérieure des parois du
vagin, et de l'état du col de la matrice. Il est
une foule de conditions morbides de ces parties

que le toucher seul ne peut faire reconnaître d'une
manière précise. Avec cet instrument, on parvient
à porter des topiques sur ces parties profondes, à
y appliquer des sangsues, à y pratiquer certaines
opérations qui seraient plus difficiles et même
impossibles sans ce moyen.

Il a été dit que depuis quelques années on
avait fait abus du spéculum de l'utérus : autant
vaudrait avancer qu'on a abusé du stéthoscope.
Comment pouvoir reprocher l'abus d'un moyen
quelconque d'exploration? Il faudrait donc blâ-
mer tous les autres procédés d'investigation inventés dans le but d'arriver plus sûrement à reconnaître, à apprécier plus exactement l'état des
organes profonds : tels que la percussion, l'auscul-
tation, la palpation, l'examen du pouls, de la
chaleur de la peau, celui de la langue et du fond
de la bouche, l'exploration de la vessie, du rectum, des conduits auditifs interne et externe, etc.
Ce reproche d'abus dans l'usage du speculum
uteri ne pourrait, tout au plus, s'adresser qu'aux
médecins qui, n'ayant pas l'habitude de traiter les
maladies de la matrice, manient maladroitement
cet instrument, et ne retirent pas de son emploi
tout l'avantage qu'on peut en attendre. Mais il est
hors de doute qu'on ne peut parvenir à savoir
positivement ce qui existe d'appréciable du côté
des organes génitaux profonds de la femme, dans
leurs dérangements fonctionnels, qu'en se servant
du spéculum, sans toutefois négliger les autres

moyens d'exploration. Mieux vaut assurément l'employer sans nécessité absolue, que de méconnaître, en le négligeant, des lésions dont les suites peuvent entraîner les plus graves désordres, et même la mort.

Il arrive assez souvent qu'après un premier examen, les femmes, leur mari, ou les personnes qui les entourent, ne sont pas suffisamment persuadés de la nécessité du traitement que nous proposons : un moyen sûr de les y faire consentir, c'est de les mettre à même de voir en quoi consiste l'altération apparente, mise en évidence par le spéculum. A l'aide d'un miroir et d'une bougie, il est aisé de faire que la malade elle-même s'assure de l'état du col de la matrice, et plus tard, en le lui montrant de nouveau à elle-même ou à son mari, on leur prouve les bons effets du traitement ; ce qui les encourage à le laisser continuer, quoiqu'ils le trouvent toujours très-long, malgré les avertissements que le médecin a dû leur donner en commençant.

Les explorations, ainsi que toutes les opérations que nécessitent les différentes maladies de l'utérus et du vagin, offrent plus ou moins de difficultés, selon l'âge, l'état de vierge ou de femme mariée, la conformation, l'embonpoint ; selon le volume et la position de la matrice, la sensibilité générale plus ou moins grande, et plus particulièrement celle des organes de la génération ; enfin l'état de constriction ou de relâchement de l'anneau vulvaire et des parois du vagin.

Quand on est obligé d'avoir recours au toucher chez les femmes qui ne sont plus réglées depuis plusieurs années, on est souvent étonné de la difficulté qu'on rencontre à l'introduction du doigt et des instruments explorateurs : tantôt l'entrée du vagin est rétrécie, résiste au doigt, craque et saigne, quand on force un peu ; tantôt, l'anneau vulvaire étant assez souple, dilatable, on arrive dans un vagin beaucoup plus court, beaucoup plus étroit qu'on n'était porté à le présumer au premier abord ; et puis on trouve le col utérin presque complétement effacé ; ou bien, assez fréquemment, le doigt est arrêté, aux deux tiers de l'étendue du vagin, par la cloison dont j'ai déjà parlé ; de sorte qu'on retire le doigt, sans avoir pu explorer le col de la matrice et la partie inférieure du corps de cet organe, dont alors on cherche à constater l'état, en pratiquant le toucher par le rectum, en même temps qu'on appuie avec une des mains sur la région sus-pubienne.

Je fus appelé un jour pour donner mon avis sur l'état d'une vieille fille, chez laquelle, ayant reconnu plusieurs symptômes d'un cancer utérin, je voulus acquérir la certitude de son existence par le toucher ; mais il me fut impossible de faire pénétrer le doigt dans le vagin, dont l'entrée était presque totalement fermée par la membrane hymen, non-seulement parfaitement intacte, mais épaissie, endurcie, comme squirrheuse, et d'une telle sensibilité que la pauvre malade poussait les hauts cris, dès que je commençais à faire quelque effort pour tâcher de faire pénétrer l'extrémité de l'indicateur dans le pertuis que cette membrane présentait. Je fus obligé d'y renoncer, et la malade ne voulut pas consentir à ce que l'exploration eût lieu par le rectum.

Chez les femmes vierges, encore jeunes, il est toujours assez embarrassant d'être obligé d'en venir à l'exploration de l'utérus par le vagin. Mais, quand on le juge indispensable, il faut insister, et puis n'y procéder qu'avec toute la douceur, la lenteur et les précautions convenables; non-seulement pour ne pas trop alarmer la pudeur des jeunes malades, leur causer trop de douleur, mais encore dans l'intention de ménager autant que possible le signe physique de la virginité. Dans un cas pareil, une mère que j'avais traitée elle-même avec succès pour une maladie de matrice insista pour que je me décidasse à examiner, aussi complétement qu'il le fallait, sa fille, âgée de vingt ans, non encore mariée, et qui, depuis plusieurs mois, éprouvait des accidents assez sérieux du côté de l'utérus. Je me déterminai à céder à ses instances, et je n'eus qu'à m'en louer, puisqu'il me fut possible de reconnaître très-positivement un engorgement sub-inflammatoire de l'utérus, qui céda à un traitement convenable, pendant la durée duquel il me fallut employer le spéculum, et faire une application de sangsues immédiatement sur le museau de tanche; et tout cela avec de telles précautions, qu'après la guérison, la membrane hymen demeura intacte; son ouverture naturelle, destinée au passage du sang des règles, n'était même pas notablement élargie.

Le toucher et l'exploration au spéculum sont souvent rendus difficiles et même douloureux, soit à cause d'une grande sensibilité habituelle des parties génitales, comme cela se rencontre chez quelques femmes, qui se portent d'ailleurs très-bien; soit par un état inflammatoire dont elles sont affectées, comme dans le cas d'ulcération, de gonflement, de déchirures survenues pendant l'accouchement, d'abcès dans les grandes lèvres ou à l'entrée du vagin.

La symphyse du pubis, plus large qu'à l'ordinaire, plus inclinée d'avant en arrière, comme on l'observe chez quelques femmes, dont la vulve se trouve placée beaucoup plus en dessous et en arrière, conformation qu'on dit plus commune chez les femmes du Nord, rend aussi les explorations moins aisées. Il faut alors avoir soin, pour pratiquer le toucher, et principalement pour manœuvrer le spéculum, de placer la malade en travers d'un lit, de manière que la tête et le haut du corps soient au niveau du siége, et même plus bas, celui-ci étant d'ailleurs relevé au moyen d'un coussin. Cette précaution est encore utile quand on doit examiner une femme très-grasse, dont le ventre est très-saillant, ou qui est déjà avancée dans sa grossesse. Il faut aussi avoir soin que les pieds soient placés sur des siéges suffisamment

élevés, afin que les genoux soient tenus très-haut,
et même, dans quelques cas, ramenés vers le corps,
de manière que les cuisses viennent presque toucher l'abdomen.

Le volume et la position de l'utérus font aussi
que les explorations sont plus ou moins faciles :
quelquefois, en effet, le col de l'utérus se trouve
tellement élevé et porté en arrière vers le sacrum,
ou en avant derrière la symphyse pubienne, qu'il
est très-difficile, et même impossible, de l'atteindre
avec le bout du doigt, et de l'examiner à l'aide du
spéculum. En changeant la position à donner à la
malade, on arrive souvent à beaucoup diminuer
cette difficulté.

C'est dans le cas où le col utérin se trouvait
porté très en arrière, ce qui se rencontre le plus
fréquemment, ou en avant, dans la rétroversion, que feu madame Boivin eut l'idée d'employer une espèce de levier, fenêtré à une de ses
extrémités, avec lequel, au moyen du spéculum,
elle allait accrocher le col, et le ramenait au centre
de la cavité de l'instrument. J'avoue que je n'ai
pas encore été obligé d'avoir recours à ce moyen,
d'ailleurs fort ingénieux, et que, dans tous les
cas difficiles, je suis toujours parvenu à changer
la position du col, une fois le spéculum introduit
et poussé jusqu'au fond du vagin, en variant la
position de l'instrument par des mouvements doux;
ou bien en repoussant, au moyen d'une petite tige
de bois, convenablement garnie d'éponge fine, de

linge ou de charpie, la partie du col ou des parois du vagin que je voulais éloigner de l'ouverture
du spéculum, pour y amener l'extrémité du col,
partie qu'on a presque toujours le plus d'intérêt à
bien voir. Des pinces à polypes, garnies de linge
fin, peuvent encore servir à cet usage.

Dans l'antéversion, on parvient quelquefois à
ramener le col dans l'axe du vagin, pendant le
toucher ou pendant l'application du spéculum, en
appuyant avec la main immédiatement au-dessus
du rebord du bassin, de manière à sentir le fond
de la matrice et à l'éloigner du pubis.

Si l'étroitesse du vagin, et principalement celle
de son entrée, gênent quelquefois dans les explorations, il arrive souvent aussi que la trop grande
laxité des parois de ce conduit rend fort difficile
l'emploi du spéculum, mais surtout du spéculum
à plusieurs valves; car alors la muqueuse du
vagin, et probablement toute l'épaisseur de ses
parois, viennent faire saillie entre les lames écartées de l'instrument, empêchent de bien voir le
col, et d'y porter le caustique. Cette disposition,
qu'il n'est pas rare de rencontrer, expose en outre
à ce que la membrane soit pincée, en ouvrant ou
bien en fermant l'instrument, ce qui oblige quelquefois à donner la préférence au spéculum cylin-
droïde d'une seule pièce.

Dans l'antéversion plus ou moins complète, le
col de l'utérus se trouvant, en conséquence, plus
ou moins en arrière, il en résulte que l'application

du spéculum est toujours assez laborieuse. Mais il arrive aussi assez souvent que le chirurgien, s'exagérant cette difficulté, l'augmente en poussant l'instrument de prime abord trop en arrière et en bas, de sorte que son extrémité se porte au-dessous et en arrière du col, et ne laisse apercevoir que la paroi postérieure du vagin. C'est un écueil contre lequel j'ai touché plusieurs fois; ce qui m'a prouvé, dans ce cas, comme dans bien d'autres, que ce qui paraît devoir être le mieux devient véritablement l'ennemi du bien. Aussi doit-on toujours, avant de placer le spéculum, s'assurer avec soin, par le toucher, de la position du col, et tâcher, en introduisant l'instrument, de ne pas dépasser le but, et de ne pas refouler le col plus en arrière. Tout cela prouve combien il faut s'exercer à toutes ces manœuvres, y réfléchir, et les modifier selon les cas; on acquiert alors une dextérité plus facile à comprendre qu'à enseigner : cette expérience, au reste, a cela de commun avec presque toutes les autres.

Quant à la difficulté que peut présenter l'anneau vulvaire, à moins qu'il ne s'agisse d'une femme qui n'ait point eu de rapports sexuels, elle n'est jamais bien grande, toutes les fois que la membrane muqueuse vulvo-vaginale est à l'état sain, et qu'on procède avec lenteur, douceur et prudence; en même temps qu'on ne se sert que d'un spéculum convenablement garni d'un embout, évitant de l'appuyer contre le méat urinaire, et déprimant avec précaution le repli nommé *fourchette*, les grandes et les petites lèvres étant tenues suffisamment écartées. Néanmoins, il arrive quelquefois que l'instrument, ayant aisément franchi l'orifice du vagin, se trouve arrêté, cause de la douleur : c'est quand il rencontre quelque repli ou ride du vagin, rendus plus saillants par la contraction spasmodique de ce conduit, ou bien lorsque la membrane muqueuse est atteinte de phlegmasie, avec ou sans granulations ou ulcérations.

En introduisant le spéculum, et mieux, en le retirant lentement, on s'assure de l'état de la membrane muqueuse du vagin, qu'on voit se dérouler à l'extrémité de l'instrument; on constate s'il y existe des rougeurs, des granulations, des ulcérations, des cicatrices. Mais c'est principalement le col de la matrice qu'on se propose d'examiner en se servant de cet instrument.

Dans l'état normal, hors le temps de la grossesse, l'utérus est placé dans le bassin de telle façon qu'il se trouve comme suspendu entre la vessie et le rectum, au-dessous de la masse formée par l'intestin grêle, dans une position plus ou moins oblique, selon la posture donnée à la femme, la conformation du bassin, la direction de ses axes. Le fond de la matrice est un peu incliné en avant, et, par conséquent, son col porté en arrière; car, lorsqu'on procède au toucher, si l'on veut de suite atteindre le col, la malade étant couchée sur le dos, il faut, dans le plus grand nombre des cas, plonger le doigt dans le vagin, en en portant l'extrémité en arrière, vers la concavité du sacrum, près de son union avec le coccyx. Toutes les fois qu'on rencontre le col plus au centre du détroit inférieur du bassin, plus près de l'urèthre et de la vessie, on doit en inférer qu'il y a déplacement, soit abaissement de la matrice, soit rétroversion plus ou moins prononcée, presque toujours accompagnée d'une augmentation du volume de l'organe. En effet, les déplacements très-notables de la matrice, antérieurs, postérieurs ou latéraux, sans qu'elle soit augmentée de volume par une cause quelconque, sont les plus rares, et ne se remarquent que dans les cas d'adhérences extérieures à l'utérus, ou de brides développées dans l'intérieur du vagin. Quant à l'antéversion, on doit la considérer comme la position normale de l'utérus plus ou moins exagérée; car il ne faut pas croire, avec quelques auteurs, que la position du col en arrière ne se rencontre que chez les femmes qui ont eu des enfants, ou qui au moins ont usé du coït: je l'ai trouvée chez des femmes qui n'avaient jamais été mères, et même chez des vierges.

Dans l'état de santé, le volume de la matrice varie selon l'organisation primitive, selon l'âge, et en raison de ce que les femmes ont ou n'ont pas eu d'enfants, ont ou n'ont pas fait de fausses couches. Après la cessation des règles, à mesure que les femmes avancent en âge, la matrice diminue de volume, s'atrophie dans toutes ses parties.

A la suite d'accouchements plus ou moins nombreux, comme après les engorgements phlegmasiques ou autres, l'utérus conserve toujours un certain volume, sans pour cela qu'il y ait maladie. Son diamètre antéro-postérieur principalement est plus étendu, l'organe est plus arrondi, plus globuleux; et cet arrondissement est plus prononcé en avant, ce qui est le plus ordinaire, et quelquefois en arrière, ce qui, il faut le dire en passant, est toujours moins facile à constater, même en s'aidant du toucher rectal.

Autant qu'il est possible de l'apprécier par le toucher vaginal, rectal et hypogastrique, isolés et combinés, la consistance de la matrice reste plus grande à la suite de plusieurs accouchements, ou après les engorgements morbides.

A l'état normal, la sensibilité du corps de la matrice est assez obtuse; aussi, quand la pression qu'on y exerce, par le vagin ou par l'hypogastre, occasionne de la douleur, on peut en induire que cet organe est le siége d'une phlegmasie plus ou moins aiguë; sans parler de la sensibilité qui se développe dans le cas d'inflammation de la portion du péritoine qui revêt le fond de l'utérus.

La sensibilité du col varie beaucoup, même en état de parfaite santé: en général, cette partie de la matrice n'éprouve de la douleur qu'en la pressant ou la heurtant. Mais cette sensibilité augmente beaucoup dans quelques cas, principalement quand le col est gonflé, rouge, et qu'il est le siége d'une

..ation plus ou moins prononcée. C'est alors
inf y trouve plus de chaleur, appréciable à la
..ade, ou seulement au médecin. Cette élévation
..e la température du col mérite aussi une grande
attention, comme devant diriger dans l'emploi des
moyens de traitement.

Pour bien apprécier la couleur du col utérin, il
faut l'avoir examiné souvent dans l'état de santé
et pendant la grossesse, afin d'avoir un point de
comparaison.

La disposition de l'orifice du col doit être aussi
examinée avec soin : en général, petit, arrondi,
n'offrant pas d'inégalités chez les femmes qui
n'ont pas eu d'enfants, et qui se portent bien, il
s'élargit quelquefois un peu pendant l'écoulement
des menstrues, et se referme après l'accomplissement de cette importante fonction. Plus béant dans
le cas d'engorgement du col de l'utérus, à la suite
des accouchements et des fausses couches, il permet quelquefois d'explorer avec le bout du doigt
une partie de la cavité du col, d'en examiner à la
vue l'entrée au moyen du spéculum, et plus facilement avec le spéculum à deux valves, qui, en s'é-
cartant, entr'ouvrent l'orifice du col; tandis que le
spéculum d'une seule pièce produit l'effet contraire;
de sorte que, avec tel ou tel spéculum, l'orifice
peut paraître ou assez ouvert, ou presque fermé.
Il est bon de se rappeler cette remarque.

Le col présente quelquefois de petites végétations molles, rougeâtres, violacées, espèces de

petits polypes échappant souvent à l'explo
par le toucher, mais qu'on reconnaît aisémeny
moyen du spéculum. Ces excroissances polypeuse
se développent fréquemment pendant la durée des
métrites chroniques générales ou bornées au col.

Presque toujours on voit sortir quelques mucosités par l'orifice du col utérin, même en état de
parfaite santé. Alors ces mucosités sont transpa-
rentes, filantes, semblables à l'albumine de l'œuf;
ou bien elles sont jaunâtres, blanchâtres, comme
du blanc d'œuf cuit, rougeâtres, plus ou moins
consistantes, plus ou moins faciles à enlever. Le
nitrate acide de mercure rend ces mucosités plus
opaques, plus consistantes, plus faciles à déta-
cher. Il arrive souvent qu'elles empêchent, au premier abord, de bien apprécier l'état des lèvres et
de l'orifice du col: il faut donc avoir soin de les
extraire, en essuyant avec précaution, au moyen
d'un linge fin, d'un plumasseau de charpie, ou
d'une petite éponge fine, fixés sur un petit bâton à
pointe mousse, et en lavant à grande eau tout
l'intérieur du vagin, à l'aide d'une seringue ou
avec le spéculum.

« Chez presque toutes les femmes qui ont des
« écoulements abondants, on trouve sur la lèvre
« postérieure du col utérin des rougeurs qui pa-
« raissent dues au contact du liquide sécrété par la
« matrice. Mais il en est d'autres tout à fait indé-
« pendantes de cette cause, qui se montrent sur
« une autre partie, ou sur la totalité du col de

«l'utérus, sans que le vagin ait perdu sa couleur
«naturelle.

   «Il est des cas où, sur un fond rouge que pré-
«sente le col utérin, on observe de petites vési-
«cules miliaires, discrètes ou confluentes, tantôt
«limitées à une partie du col, tantôt occupant
«toute sa surface; quelquefois ce sont des petits
«boutons très-multipliés, semblables à ceux de la
«gale, cristallins au sommet. Dans quelques cas,
«on observe une seule vésicule au centre d'une
«petite plaque rouge; quelquefois, de véritables
«phlyctènes » (Dr Lisfranc).

   «Le col, presque toujours gonflé, présente sur
«divers points de sa surface, mais plus souvent
«sur la lèvre antérieure que sur la postérieure,
«une sorte d'excoriation ou d'entamure superfi-
«cielle, plus ou moins large, rouge et saignante,
«ou bien blafarde et comme suppurante, tantôt
«lisse, d'autres fois rugueuse, granulée ou murale,
«offrant dans certains cas l'aspect d'une brûlure
«légère, et dans d'autres, celui d'une ulcération
«vénérienne.

   «Cette affection locale est bien souvent la cause
«unique d'écoulements rebelles, qualifiés du nom
«banal de *fleurs blanches*, et que l'on attribue à
«toute autre cause.

   «Les maux d'estomac qui se montrent dans ce
«cas ne sont que sympathiques, développés sous
«l'influence étroite qui existe entre l'utérus et
«l'estomac.

« Si la ménorrhagie, la dysménorrhée, la leu-
« corrhée, se présentent souvent sans lésion appré-
« ciable, plus souvent encore elles ont une cause
« matérielle, dont l'existence et la nature peuvent
« être révélées par une exploration attentive »
(Dr Mêlier).

« Quant au col, on se rappelle ses nombreux
« follicules, l'épaisse et abondante mucosité qu'il
« sécrète à l'état normal; on se rappelle que la leu-
« corrhée accompagne, comme symptôme, bien
« des maladies où le col seul de l'utérus est af-
« fecté » (Dr Dugès).

Dans toutes les explorations du col de la matrice,
il faut toujours se rappeler que le plus ordinairement ses altérations (engorgement, rougeurs,
granulations, érosions, exulcérations) coïncident
avec un engorgement plus ou moins appréciable
de la totalité de la matrice. Ces lésions du col peuvent assurément être primitives, mais le plus
souvent elles ne sont que secondaires ; ce qui,
comme on le comprend aisément, doit faire varier
les moyens de traitement. J'insiste sur ce point,
parce que, si l'on perdait de vue cette remarque,
basée sur l'observation, on ne s'occuperait que de
la lésion du col, qu'on parviendrait à ramener
assez promptement à l'état normal ; et cependant
la femme ne serait pas guérie, le corps de l'utérus
continuant d'être malade. Dans ces cas, qui se sont
souvent présentés à mon observation, les soi-disant récidives sont fréquentes, et l'examen du

col, auquel on procède de nouveau, prouve que les rougeurs, les érosions, les exulcérations ont reparu.

Cet état du col de la matrice offre quelque analogie avec ce qu'on remarque dans d'autres maladies : par exemple, dans l'inflammation du rectum, principalement chez les petits enfants, l'orifice de l'intestin offre de la rougeur, de l'inflammation, quelquefois même des érosions, des exulcérations ; dans le coryza, les ouvertures des narines sont plus ou moins irritées, rouges ; dans l'uréthrite, les lèvres du méat urinaire sont gonflées, plus ou moins rouges ; dans la stomatite, inflammation de la bouche, la muqueuse des lèvres présente aussi de la rougeur, des érosions, des éruptions diverses, des aphthes ; enfin, dans l'ophthalmie, les bords des paupières sont plus ou moins rouges.

On a dit que la lèvre postérieure du col de la matrice est, plus souvent que l'antérieure, le siége des érosions, des rougeurs ; et l'on a attribué cela au contact, au frottement de cette lèvre contre les parois du vagin, contre le rectum, si souvent rempli, vers ce point, de matières fécales endurcies ; à l'exercice, aux efforts de garde-robe, au coït ; enfin, au contact des matières plus ou moins âcres, s'écoulant par l'orifice de la matrice. Je puis assurer que j'ai très-souvent rencontré ces rougeurs, ces érosions, sur les deux lèvres du col, ou seulement sur l'antérieure, et s'étendant même jusque dans la cavité du col ; et ce qui me porte à croire que ces altérations superficielles ne sont pas produites par le contact de la matière de l'écoulement, c'est qu'elles cèdent souvent aux cautérisations, sans s'occuper autrement de l'écoulement, qui me paraît en être l'effet bien plutôt que la cause.

« L'existence des granulations de la muqueuse « du museau de tanche, ainsi que les rougeurs et « les ulcérations superficielles de cet organe, s'an- « noncent ordinairement par les symptômes plus « ou moins violents de la métrite chronique simple: « tels sont un sentiment de chaleur et de cuisson « au fond du vagin, un écoulement abondant, des « douleurs vives pendant le coït, et quelquefois « pendant la défécation, des pesanteurs sur le « fondement, des tiraillements dans les aines et les « lombes, des bouffées de chaleur au visage, des « accès d'hystérie, etc. L'application du spéculum « permet non-seulement de constater les lésions « locales que nous avons signalées, mais encore un « gonflement mou, un état de congestion inflam- « matoire, marquée par une teinte rouge foncée, « une sorte d'ecchymose, enfin par une sensibilité « extrême des parties, et un suintement de sang « qui est provoqué par le contact de l'instrument « explorateur, l'opération du toucher et l'acte gé- « nital » (Dr Colombat, de l'Isère) (1).

Je pense, d'après mon observation, qu'on doit,

____

(1) *Traité des maladies des femmes*, 1838.

sous le rapport du traitement, attacher peu d'importance aux différences minutieuses indiquées et décrites par les auteurs, qui ont parlé des rougeurs, des érosions plus ou moins granulées du museau de tanche, des excoriations, des éruptions et des légères ulcérations qu'on y remarque. Il est bien plus essentiel, à mon avis, de s'attacher à bien conaître l'état de toute la matrice et de ses dépendances, à bien apprécier le degré et la nature de l'engorgement phlegmasique ou autre, afin de savoir à quel point on doit insister sur les moyens généraux, et par quels moyens locaux il faut commencer le traitement, avant d'en venir aux cautérisations. L'état général de la malade doit aussi être pris en considération.

Quant à l'étendue des rougeurs et des érosions, on l'apprécie mieux en touchant le museau de tanche avec un pinceau de charpie fine trempé dans le nitrate acide de mercure, exprimé avec soin, et porté légèrement sur la surface des lèvres du col; car, à l'instant même, tous les points privés de l'épithélium deviennent blancs, teinte qui ne se montrerait sur la muqueuse saine qu'autant qu'on emploierait une plus grande quantité de caustique, et qu'on l'appliquerait plusieurs fois de suite.

Il arrive assez souvent qu'un mari se plaint d'éprouver ce qu'il appelle un échauffement, c'est-à-dire un écoulement, tout en assurant qu'il n'a eu aucun rapport avec une autre femme que la sienne,

et celle-ci ne présentant aucun signe de syphilis:
c'est dans le cas de flueurs blanches dépendant
de rougeurs, érosions ou exulcérations du museau
de tanche. Quelquefois le mari n'a remarqué sur
lui-même que des rougeurs eczémateuses, ayant
leur siége sur le gland, le prépuce, ou seulement
sur la peau du pénis, accompagnées de démangeai-
son, de cuisson, et même d'un léger suintement:
c'est lorsque la membrane muqueuse vulvo-vaginale est atteinte d'une inflammation particulière,
caractérisée par de la rougeur, un léger gonflement avec un grand nombre de petites granulations, et une sécrétion de matière blanche, granuleuse, assez adhérente, ayant l'aspect de la crème
ou du lait caillé, et qu'on remarque sur la surface
interne des grandes et petites lèvres, sur les replis
et les rides de l'orifice du vagin, et même dans une
plus ou moins grande étendue de la surface interne de ce conduit.

Ces petits accidents, toujours inquiétants et
fort désagréables pour les hommes, chez lesquels
ils font naître des soupçons, se dissipent, en général, assez promptement, soit par le repos, le
régime, les bains généraux, les lotions et bains
locaux d'eau simple, ou légèrement blanchie avec
l'acétate de plomb, soit par des applications, souvent renouvelées, de petits linges fins, ou de
charpie douce, enduits de cérat frais ou de cold-
cream.

En examinant les femmes avec attention, exté-

rieurement et intérieurement, le médecin peut
toujours, dans ce cas, parvenir à calmer les in-
quiétudes, et à détruire les soupçons.

Souvent, pendant la durée des maladies utérines
et vaginales dont j'ai parlé, les hommes ne sont
pris d'écoulement ou d'inflammation de la membrane muqueuse du gland et du prépuce, et même
de celle de l'urèthre, qu'après quelque excès de
table ou autre, d'où résulte chez eux une prédis-
position, et chez leurs femmes une augmentation
de l'état inflammatoire qui, de chronique qu'il
était, passe à un état plus ou moins aigu, donnant
à l'écoulement habituel plus d'âcreté, et le rendant,
jusqu'à un certain point, contagieux; sans que
pour cela il soit nécessaire d'admettre un principe
syphilitique. Aussi, pendant tout le traitement de
ces sortes de maladies, serait-il à désirer, dans
l'intérêt des deux époux, qu'il y eût cessation complète de rapports immédiats; il en résulterait que,
dans un grand nombre de cas, la cure serait moins
longue.

Je crois ne pouvoir mieux terminer ce qui a
rapport au diagnostic des altérations du col utérin, qui causent et entretiennent si communément
les écoulements vaginaux, qu'en citant ce qu'en dit
le docteur Tanchou, dans le compte rendu des
malades traitées pendant l'année 1840, au dispen-
saire Sainte-Geneviève (1).

____

(1) *Gazette des hôpitaux*, n° 105, 31 août 1841.

« Ulcération du col, 29 cas. Il ne s'agit, dans ce
« paragraphe, que de l'ulcération simple. Cette af-
« fection, qu'on a confondue si souvent, dans ces
« derniers temps, avec une affection d'une nature
« et d'une gravité bien différentes, le squirrhe ou
« le cancer ulcéré, est une de celles dont la matrice
« est le plus fréquemment atteinte dans les grandes
« villes; c'est elle qui donne lieu habituellement à
« la leucorrhée, dont tant de femmes mariées sont
« affectées.

« Les ulcérations, en général, se présentent sous
« deux aspects : ou elles sont superficielles, et pa-
« raissent n'occuper que la surface muqueuse, ou
« elles proviennent de l'intérieur du museau de
« tanche. Dans ce cas, celui-ci est allongé, bour-
« souflé, retourné comme le méat urinaire dans
« l'uréthrite. L'inflammation, dans cette espèce d'ul-
« cération, siége dans les plis concentriques de
« l'intérieur du museau de tanche, et donne lieu à
« ce produit albumineux, quelquefois cristallin,
« d'autres fois qui ressemble à du blanc d'œuf plus
« ou moins cuit, que l'on retrouve dans l'accou-
« chement, et toutes les fois que le col utérin a
« subi quelque violence. Dans la première espèce
« d'ulcérations, le produit qui les recouvre est blanc,
« ou jaunâtre, crémeux. Ces caractères sont patho-
« gnomoniques, et peuvent servir à les faire deviner
« dès que la femme vous montre son linge. Ces
« deux ulcérations se confondent souvent, mais
« elles débutent toujours isolément.

« Les ulcérations du museau de tanche sont oc-
« casionnées par l'accouchement, la vaginite, où
« par certains déplacements de l'utérus. Des 29 cas
« de ce compte rendu, 19 appartiennent à des
« femmes âgées de vingt à trente ans ; 10 de trente
« à quarante. Cet âge, considéré sous un point de
« vue général, peut faire prévoir *à priori* qu'elles
« n'appartiennent pas à ces affections d'une nature
« si grave connues sous le nom d'organiques ; car
« celles-ci ne commencent guère, comme nous le
« verrons plus loin, qu'aux approches de l'âge cri-
« tique. Vingt-sept malades avaient eu des enfants,
« et chez le plus grand nombre, l'accouchement
« fut regardé comme cause plus ou moins directe
« de l'ulcération.

« L'affection se montra simple. . . . . .   7 fois.
« Compliquée de déplacement utérin. .   11
«   —   de métrite chronique . . .   7
«   —   d'ovarite   3
«   —   de vaginite.   1
                                         ———
                              « Total. . .   29 fois.

« S'il est important d'être bien fixé sur la nature
« de ces causes déterminantes, afin d'en déduire la
« nature de l'ulcération, il ne l'est pas moins de
« connaître les causes d'entretien qui alimentent la
« maladie, afin d'en tirer les indications théra-
« peutiques. Sous ce dernier rapport, nous avons
« divisé les vingt-neuf observations en trois séries.

« Les complications qu'embrasse chacune de ces
« séries ont servi de base au traitement.

« *Première série.* — Elle comprend 7 cas d'ul-
« cération dans leur plus grande simplicité. Le seul
« obstacle à la guérison résidait dans l'état de la
« surface ulcérée. Une ulcération, en effet, par cela
« même qu'elle a existé pendant un certain laps de
« temps, ne se présente plus dans les conditions
« propres à l'établissement de la cicatrice ; il faut,
« pour obtenir celle-ci, modifier la vitalité des
« bourgeons charnus, changer le mode d'inflam-
« mation ; c'est ce qu'on obtient très-bien par di-
« vers moyens : les injections directes émollientes
« ou détersives, les pansements humides ou pul-
« vérulents, la cautérisation, qui, dans quelques cas,
« est le moyen par excellence.

« *Deuxième série.* — Le traitement des ulcérations
« de cette série tire sa principale indication de la
« présence d'un déplacement de l'utérus. Nous ve-
« nons de voir que cette complication était la plus
« fréquente ; mais elle n'est pas toujours nuisible
« au même degré : les déplacements dans lesquels
« le col se dirige en avant (rétroversion), ou sur
« un des côtés (latéversion), n'ont qu'une influence
« médiocre sur la persistance de la maladie ; mais
« lorsqu'il se creuse une sorte de nid sur la paroi
« recto-vaginale, la maladie acquiert une opiniâ-
« treté remarquable, car elle est exposée à des frot-

« léments, à des compressions, aux croupissements
« des sécrétions, et les injections ne parviennent
« pas jusqu'à elle. D'un autre côté, les deux affec-
« tions s'influencent mutuellement : l'ulcération fait
« naître le déplacement, et l'entretient par l'afflux
« des liquides ; le déplacement peut, à son tour, oc-
« casionner l'ulcération ; il s'oppose à sa guérison
« lorsqu'elle existe. Vouloir guérir l'une ou l'autre
« isolément, c'est perdre son temps. Il faut donc
« les attaquer simultanément. C'est dans ces sortes
« de cas qu'on retire de précieux avantages d'un
« petit pessaire qui emboîte le col, le comprime
« légèrement, s'oppose à ses mouvements, et le
« garantit de l'influence des sécrétions altérées.
« Cette méthode, absolument nouvelle, est d'une
« incontestable utilité : 7 cas de guérison sur les
« 11 de cette série ont été obtenus par son emploi.
« Qu'on n'aille pas s'effrayer de l'idée du contact
« d'un corps étranger avec une ulcération : celles
« du museau de tanche sont presque toujours in-
« sensibles ; quant au vagin, sa membrane mu-
« queuse, par cela même qu'elle est une surface de
« rapport, supporte sans peine la présence des pes-
« saires.

« *Troisième série.* — Nous avons réuni dans cette
« série les ulcérations compliquées d'un état in-
« flammatoire de l'utérus, de l'ovaire, du vagin ;
« celles-ci, dans ce cas, siégent toujours dans l'in-
« térieur du col. De toutes ces complications, celle

« qui cède le plus aisément, c'est la vaginite : les
« pansements astringents la dissipent en peu de
« jours. C'est aux bains, aux saignées, aux sang-
« sues appliquées dans le vagin, aux révulsifs, etc.,
« qu'il faut avoir recours contre la métrite et l'o-
« varite, avant d'attaquer directement la solution
« de continuité. Mais les ulcérations de l'intérieur
« du museau de tanche résistent parfois avec une
« rare opiniâtreté : défiez-vous, dans cette oc-
« casion, des moyens vantés dans ces derniers
« temps, des injections intra-utérines, des pan-
« sements faits dans cette cavité, voire même des
« moyens qu'on a proposés pour examiner ou son-
« der la profondeur du mal; les traitements ci-
« dessus indiqués, la profonde et haute cautéri-
« sation avec le crayon de nitrate d'argent, ou
« le nitrate acide de mercure, est toute la série
« des agents que vous pouvez opposer à ces dés-
« ordres. On réussit toujours à les guérir; mais
« il faut persévérer longtemps dans l'emploi des
« moyens, les varier, et surtout les combiner avec
« les injections de toutes sortes, les bains, un ré-
« gime convenable, selon une foule d'indications
« inhérentes au tempérament des malades, à leur
« genre de vie, à l'état morbide d'autres viscères,
« et même de la constitution, à moins pourtant que
« les ulcérations ne tiennent à une cause cancé-
« reuse.

« Les ulcérations extérieures du col affectent ra-
« rement la forme rongeante. Ce caractère, lorsqu'il

« existe, doit faire soupçonner un virus syphiliti-
« que, ou un germe cancéreux. Au contraire, elles
« deviennent souvent exhubérantes, leurs granu-
« lations deviennent volumineuses, saignantes ; et
« soit que les végétations siégent à l'intérieur ou à
« l'extérieur du col, elles deviennent presque tou-
« jours le point de départ de ces espèces de fongus
« trop souvent regardés comme incurables, contre
« lesquels pourtant le fer rouge se montre si effi-
« cace. »

Pour donner une preuve de plus de l'utilité, de
l'indispensable nécessité des explorations très-
exactes, très-complètes des organes génitaux, dans
tous les dérangements de leurs fonctions, dans
tous les accidents auxquels les femmes sont su-
jettes, je ferai mention ici de deux observations
très-remarquables.

Dans la première (1), il s'agit d'une femme de
quarante et quelques années, excessivement affai-
blie par des pertes sanguines et autres, attribuées
à un cancer de l'utérus, et chez laquelle un examen plus attentif fit reconnaître une tumeur développée dans les parois de la matrice, et faisant
saillie dans la cavité de cet organe, qui offrait le
même développement qu'à trois ou quatre mois
de grossesse. Par une opération hardie, qui n'avait

____

(1) Tumeur développée dans les parois de l'utérus, etc.,
Revue médicale, cahier d'août 1840.

pas encore été faite dans de semblables circonstances, cette tumeur fut extraite par le vagin, et cette femme arrachée à la mort par l'habileté de mon honorable ami, le docteur Amussat, un des hommes les plus remarquables de notre époque chirurgicale, et dont la destinée est de reculer les limites de la science.

Le second fait, presque en tout semblable au premier, s'est aussi présenté à l'observation de M. Amussat, qui, aidé des lumières et de l'assistance de M. Récamier et de plusieurs autres médecins, a pratiqué pour la seconde fois cette grave opération, avec le même succès, le 29 septembre 1841.

Les deux tumeurs extraites de la matrice de ces deux femmes avaient entre elles la plus grande analogie, soit sous le rapport de leur point de naissance, de leur développement, des accidents qu'elles ont occasionnés ; soit eu égard à leur couleur, à leur forme, à leur volume, à leur consistance, à leur nature intime, au peu d'épaisseur de leur coque d'enveloppe, à leur adhérence à l'une des lèvres du col, pour le premier fait, à la lèvre postérieure, pour le second, à l'antérieure ; enfin, dans les deux cas, le col de l'utérus offrait à peu près la même dilatation.

Ces deux corps fibreux avaient à peu près l'aspect, la forme et le volume d'un œuf d'autruche. Celui de la première observation pesait 338 grammes (11 onces) ; son grand diamètre était de 12 centimètres (environ 4 pouces 5 lignes).

Son petit diamètre avait 7 centimètres (2 pouces
7 lignes);
Sa grande circonférence était de 30 centimètres;
Et sa petite circonférence, de 22 centimètres.
La tumeur de la seconde observation était encore plus volumineuse que celle de la première;
elle pesait 440 grammes (une livre moins 2 onces).

TROISIÈME PARTIE.

TRAITEMENT.

« Les anciens s'étaient singulièrement exagéré les
« accidents pouvant résulter de la suppression des
« écoulements blancs ; c'était au point qu'ils redou-
« taient de tenter leur guérison. Ces idées, du reste,
« dépendaient de leur erreur sur le siége et la na-
« ture des flueurs blanches.

« Il n'est pas rare de trouver encore aujourd'hui
« des praticiens qui persuadent aux femmes que
« cet écoulement, émonctoire salutaire, est la source
« de leur santé. Que de fois cette crainte de sup-
« pression a servi de rempart à l'ignorance, que de
« victimes n'a-t-elle pas immolées !

« . . . . Nous dirons qu'en général on n'a
« opposé à l'affection qui nous occupe qu'une thé-
« rapeutique sans principes. Préoccupé du symp-
« tôme principal, c'est lui seul qu'on a souvent
« attaqué, sans rechercher ce qui pouvait l'entre-
« tenir » (Dr Lisfranc).

Comme je l'ai déjà dit, le meilleur traitement
des écoulements blancs ou autres doit donc être
basé sur le diagnostic, c'est-à-dire sur la connais-

sance, aussi précise que possible, de leur véritable cause.

Quand l'écoulement, plus ou moins abondant, est très-ancien, que la constitution de la femme est éminemment lymphatique; lorsqu'il ne s'accompagne d'aucune douleur dans la région du bassin; que l'exploration par le toucher et au spéculum ne fait constater aucune lésion apparente du côté de la matrice et de la membrane muqueuse du vagin; que les femmes ne se plaignent que de maux d'estomac et de la gêne qu'elles éprouvent en se trouvant constamment mouillées; les règles venant exactement, et la matière de l'écoulement étant sans couleur prononcée, sans odeur notable : le médecin est porté à penser que ce flux dépend de la constitution naturelle, primitive, ou acquise par suite d'un mauvais régime, d'habitation dans une grande ville, dans un logement bas et humide, de la vie sédentaire, etc.

Dans ce cas, c'est aux moyens hygiéniques principalement qu'il faut avoir recours. On fera changer de régime, autant que cela sera possible. Quelques amers ou toniques seront prescrits, ainsi que les bains alcalins, salins, sulfureux, les préparations ferrugineuses, les injections légèrement toniques et astringentes. C'est pour combattre cette espèce d'écoulement, qu'on peut nommer *essentiel,* qu'on a employé successivement les baumes de copahu, de la Mecque, les térébenthines, le poivre cubèbe, le cachou, les préparations de ratanhia.

l'alun à l'intérieur et en injections, le sulfate de zinc, de fer, les acides étendus d'eau, la décoction de suie, de tan, de noix de galle, de feuilles de noyer, etc., les préparations d'iode, les eaux minérales naturelles. Ces moyens seront puissamment secondés par l'usage de la flanelle portée immédiatement sur la peau, et par l'établissement d'un exutoire.

Mais si l'écoulement ne date que d'un certain temps, et qu'il se rencontre chez une femme d'une bonne constitution ; si elle se plaint de douleurs, chaleurs, cuissons, démangeaisons, pesanteurs ; si cet écoulement augmente sous l'influence de l'exercice, le coït occasionnant de la douleur, et faisant parfois paraître un peu de sang, la matière de l'écoulement étant d'une couleur plus ou moins jaunâtre, rougeâtre, verdâtre : il y a tout lieu de croire qu'il est causé et entretenu par une phlegmasie plus ou moins aiguë, plus ou moins étendue de la membrane muqueuse du vagin, ou par une inflammation, avec ou sans engorgement notable de la matrice, dans sa totalité, ou seulement du museau de tanche, ce que le toucher et surtout l'emploi du spéculum font aisément reconnaître. Les écoulements dus à cette cause sont très-fréquents dans les grandes villes, et principalement chez les femmes mariées. C'est de cette dernière et si commune espèce d'écoulement que je m'occupe spécialement dans ce mémoire.

Les principaux moyens de traitement qui lui

sont applicables, et que le praticien exercé varie et combine selon les cas, sont :

1° Le repos ;

2° Le régime ;

3° Les boissons ;

4° Les bains ;

5° Les laxatifs ;

6° La saignée générale ;

7° Les sangsues ;

8° La cautérisation ;

9° Les injections, les bains locaux, et les cataplasmes intérieurs.

LE REPOS.

Dans le cas d'écoulements blancs chroniques, atoniques, sans lésion organique appréciable, sans phlegmasie prononcée; loin d'exiger des femmes qu'elles gardent le repos, il faut, au contraire, les engager à faire de l'exercice à l'air libre, et autant que possible à la campagne. C'est un puissant moyen de rendre plus efficace le reste du traitement; la vie inactive, sédentaire, étant très-souvent une des causes principales de ces écoulements, nommés *fleurs blanches*, et mieux *flueurs blanches*.

Mais quand on est parvenu à reconnaître que les écoulements dépendent d'un engorgement inflammatoire ou sub-inflammatoire de l'utérus, dans sa totalité, ou seulement de son col, ou de la membrane muqueuse du vagin, le repos doit être prescrit plus ou moins sévèrement selon les cas. Toutes les fois que l'exercice modéré n'augmente ni les douleurs, ni l'écoulement, il faut le permettre, mais plutôt à pied qu'en voiture.

Il y a à peine quelques années, dès qu'il s'agissait de quelque maladie des organes génitaux, on croyait devoir condamner les femmes à un repos absolu, sur un lit, un canapé ou une chaise longue. Le traitement n'en était pas moins long, et souvent même il arrivait que la santé générale se détériorait de plus en plus sous l'influence de cette complète inaction. On est maintenant revenu de cet abus, de cet excès de précaution, et l'on permet, dans le plus grand nombre des cas, un peu d'exercice à pied ou en voiture, quand il n'augmente ni les douleurs ni les pertes. Quant au repos des organes génitaux en particulier, il est certain que le plus souvent il conviendrait qu'il fût rigoureux et prolongé. Les femmes, dans cet état de maladie, devraient éviter tout rapport avec leur mari, et fuir toutes les occasions d'excitation directe ou indirecte des sens. Dans quelques cas rares seulement, en raison de certains besoins trop pressants, trop vifs, le médecin pourra permettre, de loin en loin, comme moyen sédatif, quelques rapprochements dirigés avec prudence.

Il arrive, le plus ordinairement, qu'une altération de l'utérus, et principalement de son col, éloigne les femmes des rapports conjugaux, pour lesquels elles deviennent indifférentes, ou qui même leur causent de la douleur ou des pertes sanguines; mais quelquefois c'est le contraire, et sous l'influence d'une maladie de ce genre, ou de son traitement, elles se sentent plus portées à l'acte de la génération.

En fait d'exercice, celui que les femmes peuvent prendre à pied est toujours préférable; mais quand elles ne peuvent marcher sans éprouver de la douleur, il faut essayer l'exercice en voiture douce, sur un sol uni; et si ni l'un ni l'autre de ces deux exercices ne peut être supporté, on doit, autant que possible, faire respirer aux malades de l'air pur, en les portant hors des appartements, quand la saison le permet, et les plaçant au dehors sur de longs fauteuils à tabouret, sur lesquels elles puissent se tenir étendues. C'est dans ces circonstances que l'air de la campagne est toujours préférable.

LE RÉGIME.

Substantiel, tonique, légèrement excitant, dans le cas d'écoulements atoniques sans cause locale appréciable, il doit, en général, être doux, quoique suffisamment réparateur, dans les autres cas. Les femmes doivent donc s'abstenir d'aliments échauffants, stimulants, et de boissons de même nature. On a cru remarquer que l'usage habituel du café au lait occasionnait fréquemment des flueurs blanches : je n'en suis pas bien convaincu, mais, dans le doute, je conseille aux dames de s'en priver. Elles éviteront aussi de se coucher dans des lits trop mous, de se tenir longtemps assises sur des siéges trop chauds, à coussins de plume, comme ceux de ces fauteuils qu'on nomme *bergères;* de même qu'elles auront soin de ne pas s'asseoir longtemps sur des bancs de pierre ou sur la terre humide. Elles renonceront surtout à l'usage si malsain et si répandu des chaufferettes; ayant soin de les remplacer par des chaussures chaudes ou par de petits meubles remplis d'eau bouillante.

LES BOISSONS.

Toniques, amères, légèrement stimulantes, lorsque les pertes blanches ne pourront être attribuées à aucune disposition phlegmasique, elles devront être douces, délayantes, dans d'autres cas.

LES BAINS.

Si quelquefois on peut employer avec avantage les bains excitants, salins, alcalins, sulfureux ou autres, on doit, le plus ordinairement, prescrire les bains entiers simples, adoucissants, calmants, peu chauds, quelquefois prolongés, et plus ou moins fréquents. On se trouve bien de prescrire des injections vaginales pendant la durée du bain, et de les faire avec un liquide moins chaud que le bain, et même tout à fait froid. Je dis des bains entiers, parce qu'il est d'observation que les bains partiels, les bains de siége, font, en général, plus de mal que de bien, surtout quand ils sont pris chauds, en congestionnant d'une manière fâcheuse les organes contenus dans le bassin. Toutefois, les bains de siége froids sont souvent très-utiles, de même que les bains entiers de rivière ou de mer, par simple immersion ou un peu plus prolongés. Quant aux bains et aux douches d'eau minérale naturelle, pris à la source, ils peuvent être avantageux dans quelques circonstances et nuisibles dans d'autres, et souvent il arrive que la fatigue du voyage les rend plus fâcheux que salutaires.

LES LAXATIFS.

Dans toutes les maladies de l'utérus ou de ses dépendances, il est très-important de prévenir et de combattre la constipation ; car les matières fécales, en s'accumulant dans le rectum, le distendent, y acquièrent de la dureté, de sorte qu'à travers les parois de l'intestin, le col de la matrice se trouve pressé, froissé douloureusement au moindre exércice à pied ou en voiture, et principalement pendant les efforts de la défécation. Mais, tout en cherchant à tenir le ventre libre, il faut éviter avec soin l'emploi des médicaments purgatifs irritants, les drastiques, qui ont pour effet secondaire de congestionner les organes du bassin. On doit donner la préférence aux laxatifs doux, dont on seconde l'action, ou qui sont remplacés par les lavements.

LA SAIGNÉE GÉNÉRALE.

Elle convient souvent, soit au début, soit dans le cours du traitement ; tantôt déplétive, c'est-à-dire assez copieuse ; tantôt révulsive, et alors très-petite ; soit peu de jours avant, soit quelques jours après chaque époque menstruelle. La saignée déplétive se trouve indiquée par la constitution forte, pléthorique de la malade, par le degré de l'inflammation, ou par l'intensité des douleurs. Souvent je l'emploie avant de commencer les cautérisations, et j'y reviens de temps en temps.

Quant aux saignées révulsives, préconisées par notre savant confrère le docteur Lisfranc, elles doivent être peu copieuses, par exemple, d'une seule palette, c'est-à-dire de 3 à 4 onces (96 à 128 grammes). Ce moyen n'est nullement contre-indiqué par l'état de faiblesse générale de la malade, il ne peut l'augmenter. Lorsque les règles avancent, ou sont trop abondantes, trop prolongées, c'est quelques jours avant chaque époque qu'il convient de saigner du bras. Si, au contraire, les règles sont moins copieuses que de coutume, et qu'elles durent moins qu'à l'ordinaire, la petite saignée révulsive doit être pratiquée vingt-quatre heures après la cessation du flux périodique.

Tout en approuvant la saignée générale dans beaucoup de maladies de la matrice, mon expérience m'a appris que, dans bien des cas, elle ne suffit pas, et qu'il faut y joindre les saignées locales, par les sangsues appliquées immédiatement sur le col utérin, ou vers la partie inférieure de l'utérus.

LES SANGSUES.

Dans les maladies de la matrice, l'emploi des sangsues est souvent indiqué, soit qu'on les applique sur le bas-ventre au-dessus du pli de l'aine, soit qu'on les pose immédiatement sur l'utérus lui-même.

C'est M. Récamier qui le premier, à ce que je crois, a eu l'idée d'appliquer des sangsues sur le col utérin, au moyen de son spéculum. Plusieurs chirurgiens les ont aussi employées de cette manière avec succès; M. le docteur Duparcque, entre autres, qui nous a donné un ouvrage très-remar-

quable sur les maladies de la matrice, les a mises
en usage un grand nombre de fois non-seulement
sans inconvénient, mais même avec grand avantage. J'oserai dire que, pour mon compte, j'y ai
eu très-souvent recours, et que toujours je m'en
suis bien trouvé. Toutefois, quelques médecins, et
principalement M. Lisfranc, qui a acquis une
réputation si bien méritée pour le traitement des
maladies des femmes, ont renoncé presque entièrement à l'application des sangsues sur le col de
l'utérus, dans la crainte que leurs morsures n'oc-
casionnassent des lésions graves, et dans l'appré-
hension de congestionner la matrice et ses annexes.
J'avoue que, d'après mon expérience, sur ce point
déjà assez étendue, je suis tout à fait éloigné de
partager leurs craintes : aussi je n'hésite jamais à
employer les sangsues de cette manière, toutes les
fois qu'elles me paraissent indiquées. Le seul inconvénient qui puisse en résulter, c'est une perte
de sang trop prolongée, trop abondante; mais il
est toujours possible de l'arrêter, quand on le juge
convenable, soit au moyen d'injections d'eau froide
simple ou vinaigrée, soit, à la rigueur, par le tamponnement, que je déclare ici n'avoir jamais encore
été obligé d'employer.

En appliquant les sangsues immédiatement sur
le col de la matrice, c'est bien moins l'hémorrhagie consécutive que je redoute, que l'écoulement
trop peu abondant du sang, quand les sangsues
ne prennent qu'en petit nombre, ou bien que leurs

piqûres ne coulent pas assez : d'où il peut résulter une congestion sanguine vers l'utérus, effet secondaire toujours à craindre et à éviter, autant que possible.

Je crois ne pouvoir trop insister sur l'innocuité des morsures des sangsues aux lèvres du col, et sur les parois du vagin. Ayant eu recours à ce moyen un grand nombre de fois, jamais je n'ai vu qu'il en soit résulté rien de fâcheux, et qui m'ait donné des regrets. Dans aucun cas, les piqûres ne se sont ulcérées ; au contraire, les traces des piqûres des sangsues disparaissent très-promptement sur le museau de tanche : au bout de quelques jours, on chercherait en vain à reconnaître les points où ces petits animaux se sont attachés ; mais quand ils ont pris sur les parois du vagin, on sent pendant assez longtemps au toucher la place de leurs piqûres, parce qu'il s'y est formé de petits engorgements, de petits tubercules arrondis, saillants, qui disparaissent au bout d'un certain temps.

Toutefois, cette petite opération, pour être aussi utile qu'on l'espère, doit être pratiquée avec certaines précautions, et par le médecin lui-même, car il ne peut, dans la pratique particulière, la confier à des élèves, pour des raisons faciles à comprendre ; ni à des garde-malades, étrangères à la moindre connaissance anatomique ; et puis, comme il faut s'aider du spéculum, il est indispensable qu'on ait l'habitude de le manœuvrer, ce qui, comme je l'ai déjà dit, n'est pas aussi facile qu'on pourrait le croire. Quelquefois, en effet, on a assez de peine à saisir le col de la matrice de manière à ce que l'extrémité du spéculum l'entoure exactement de ses bords. Si l'on négligeait cette précaution, il en résulterait que, le spéculum étant mal placé, les sangsues prendraient sur les parois du vagin, causeraient de la douleur, et l'on n'obtiendrait pas aussi complétement le dégorgement du col, et même de la totalité de la matrice. C'est dans ce cas aussi qu'on devrait le plus s'attendre à une hémorrhagie, les parois du vagin ayant plus de vaisseaux sanguins que les lèvres du col.

Malgré toutes les précautions qu'il est possible de prendre, tout en plaçant bien l'instrument, tout en le maintenant, ou le faisant maintenir exactement et un peu fortement autour du col utérin, il arrive assez souvent que quelques sangsues parviennent à s'échapper, et vont piquer les parois du vagin; c'est pourquoi il faut avoir soin, tout en cherchant à les pousser au fond de l'instrument avec un embout de spéculum, ou au moyen d'un tampon de linge, de bien maintenir le spéculum, et de ne pas pousser assez pour refouler la matrice et contraindre les sangsues à sortir de l'instrument. C'est encore pour cette raison que dès qu'on présume que le plus grand nombre des sangsues ont pris, ce qui ordinairement a lieu en quelques minutes, il faut ramener doucement à soi le tampon de linge, sans le retirer tout à fait, afin de faire place aux sangsues, au fur et à mesure qu'elles se remplissent. En général, j'en mets douze dans le spéculum, et il y en a toujours quelques-unes qui ne prennent pas.

Le col de la matrice étant mis en vue au moyen du spéculum conique d'une seule pièce, on conseille, en général, de faire des injections à grande eau, pour, soi-disant, le débarrasser des mucosités dont le plus ordinairement il est enduit ; mais, par ce moyen, on n'y parvient que bien incomplétement : aussi je ne l'emploie pas, préférant essuyer le col avec un pinceau de charpie, un plumasseau ou un linge fin, porté profondément à l'aide de longues pinces ; après quoi je touche le col avec un autre pinceau de charpie trempé dans du lait tiède. Je ne fais des injections d'eau tiède qu'après que les sangsues sont tombées, et que l'instrument est retiré.

Il arrive assez souvent qu'après avoir ôté le spéculum, une ou plusieurs sangsues restent dans le vagin, ce qui ne manque pas de donner beaucoup d'inquiétude à la malade et aux personnes qui l'entourent, et ce qui cependant n'est absolument d'aucune importance, puisque, une fois remplies, elles se détachent et sont rendues avec quelques caillots, ou entraînées par les injections. Toutefois, il convient, après l'opération, de compter avec soin les sangsues, et d'explorer le vagin avec le doigt, pour s'assurer qu'il n'en contient plus. Quelquefois, comme je l'ai dit plus haut, elles ont quitté le spéculum avant de s'attacher, ou bien elles n'en sont sorties qu'après avoir fait leurs morsures et s'être remplies.

Pour cette opération, la malade doit être placée dans la position la moins incommode, parce qu'elle doit la garder assez longtemps, quoique rarement plus d'une heure. La malade est couchée sur le dos, en travers de son lit, préalablement garni, le siége tout près du bord, la tête et les épaules un peu élevées par des oreillers, les genoux relevés et écartés, les pieds bien assujettis sur deux chaises; en un mot, comme pour presque toutes les opérations qui se pratiquent sur les organes génitaux.

Il faut aussi avoir soin que la malade soit à jeun, et que la vessie et le rectum soient, autant que possible, à l'état de vacuité.

Cette application effraie toujours les femmes, la première fois qu'on la leur propose; elles appréhendent surtout la douleur qu'elles supposent devoir éprouver, en se souvenant de celle que causent les sangsues appliquées sur la peau ou sur une membrane muqueuse. Il faut les rassurer, en leur disant, ce qui est généralement vrai, qu'elles ne ressentiront aucune douleur; car, en effet, elles ne sentent les piqûres des sangsues, placées de cette manière, qu'autant qu'elles ont lieu sur les parois du vagin. Quand elles ne prennent que sur les lèvres du col, la seule sensation éprouvée par quelques malades est un léger tiraillement dans le bassin et vers la région lombaire. Quelquefois, cependant, chez des femmes très-impressionnables, ou dans certaines conditions inappréciables de la matrice, l'application directe des sangsues a occasionné, presque à l'instant même, de violentes douleurs dans le bas-ventre, des tranchées utérines retentissant vers la région lombaire, les aines, les cuisses ; accompagnées de nausées, de vomissements, de coliques, d'envie pressante d'aller à la garde-robe ; avec pâleur du visage, refroidissement des extrémités, agitation nerveuse, commencement de syncope. Ces accidents, plus effrayants que dangereux, n'ont pas été de longue durée : ils ont cédé aux bains, aux cataplasmes laudanisés, à quelques cuillerées d'une potion calmante éthérée et opiacée, et ne m'ont pas empêché de revenir au même moyen de traitement, chez les femmes qui les avaient éprouvés.

Une dame à laquelle je pratiquais cette petite opération, et qui en était très-effrayée, fut prise de démangeaisons causées par une éruption urticaire subite et générale. Cette éruption ne dura que quelques heures, et ne revint pas lors d'une nouvelle application de sangsues.

De quelque manière qu'on s'y prenne, l'application directe des sangsues sur le museau de tanche exige toujours assez de temps ; elle est fatigante pour le médecin. Ne serait-ce pas pour ces deux raisons qu'on y a recours moins souvent qu'il ne conviendrait ?

Si le spéculum le plus gros qu'on puisse introduire sans douleur convient le mieux pour les explorations et les cautérisations, il n'en est pas de
même pour l'application des sangsues : en effet,
un spéculum à trop large ouverture à son extrémité utérine, n'appuyant pas assez exactement sur
le col, ne l'enveloppant pas d'une manière assez
complète, expose à ce que le plus grand nombre
des sangsues ne prennent pas sur le col même, et
s'attachent sur les parois du vagin. Au moindre
mouvement que fait la malade, ou pour peu qu'on
appuie d'une manière moins continue ou moins
directe, il s'établit un petit jour entre le col et les
bords de l'instrument ; aussi quelques sangsues ne
manquent-elles pas de s'y engager. Alors, ou bien
elles sortent en cheminant entre les parois du spéculum et celles du vagin, et apparaissent à la vulve,
sans s'être remplies, ou bien elles vont s'attacher
autre part que sur le col. Quand on a l'intention
que quelques sangsues mordent tout à fait sur les
lèvres du museau de tanche, il faut donc donner
la préférence à un spéculum plein, à ouverture
plus étroite, qui n'en circonscrive qu'une partie.

Toutefois, il n'y a nul danger, à cela près d'un
peu de douleur, que les sangsues s'attachent sur
les parois du vagin. Dans certains cas même, on le
fait avec intention, par exemple, dans le but de
combattre un engorgement de la matrice, borné
à la partie postérieure du corps de cet organe, et
faisant une saillie notable du côté du rectum, en

arrière et au-dessus du col. Plusieurs fois, dans de pareilles circonstances, je me suis bien trouvé d'appliquer des sangsues de cette manière ; et par ce moyen, j'ai assez rapidement obtenu une diminution très-notable dans le volume de la paroi postérieure de la matrice, qui, par suite de cette espèce d'engorgement, se trouvait tellement en rétroversion, qu'elle comprimait le rectum et gênait beaucoup le passage des matières alvines.

Ce sont là des détails qu'on trouvera peut-être trop minutieux, mais dont, j'en suis sûr, on appréciera la valeur, quand on aura souvent l'occasion d'appliquer des sangsues sur le col utérin.

On a dit que, dans certains cas, on pouvait appliquer des sangsues sur le museau de tanche sans se servir du spéculum : c'est lorsque la matrice est dans un état de prolapsus plus ou moins complet, quand l'orifice du vagin est large, très-dilatable, et qu'en pressant immédiatement au-dessus du pubis, on peut abaisser l'utérus au point d'en faire paraître le col à la vulve. Il est possible alors de placer les sangsues à la main, une à une, ou toutes ensemble, comme sur toute autre partie extérieure, au moyen d'un verre à liqueur préalablement garni d'une gaze ou d'une mousseline ; ou bien en se servant d'une pomme crue, creusée en godet, dans lequel on met les sangsues. C'est aussi dans ce cas qu'on s'est servi avec avantage de l'instrument dont parle le docteur Colombat (de l'Isère) : c'est une espèce d'embout creux, ayant une certaine profondeur, garni d'une gaze ou d'un linge fin.

Quand on craint que, malgré toutes les précautions, les sangsues ne prennent pas exactement sur le col, et si, surtout, il est déjà arrivé que les sangsues se soient échappées du spéculum, et aient été mordre sur les parois du vagin, on pourrait, pendant cette opération, le spéculum étant exactement placé, et avant d'y introduire les sangsues, charger un aide d'appuyer doucement, quoique avec une certaine force, sur le bas de la région hypogastrique, immédiatement au-dessus du pubis, pendant que les sangsues s'attacheraient. Par cette pression continue, la matrice se trouverait maintenue invariablement contre l'extrémité du spéculum, de même qu'on appuie les bords du verre qui sert à poser des sangsues sur la peau.

Les avantages obtenus par l'application directe des sangsues sur la matrice ne sont pas positifs seulement pour moi : plusieurs dames auxquelles j'ai donné mes soins m'ont assuré qu'à leur avis, de tous les moyens que j'avais employés pour les guérir, celui-là leur avait paru leur faire le plus de bien ; quelques-unes même m'ont proposé d'y revenir, sans que je leur en eusse parlé de nouveau. A cette occasion, qu'il me soit permis de citer un passage de l'excellent ouvrage de notre savant confrère le docteur Duparcque, qui s'exprime ainsi :

« Les succès inespérés que j'ai obtenus de l'ap-
« plication des sangsues au col utérin, dans les en-

« gorgements, non moins que dans les altérations
« plus profondes et plus avancées de l'utérus,
« m'autorisent à placer ce moyen en tête de tous
« ceux qu'on a préconisés contre ces redoutables
« maladies. »

Ce n'est pas seulement au début du traitement
des engorgements du col et du corps de la matrice
que j'emploie les sangsues, comme je viens de le
dire, mais encore je me trouve bien d'y revenir à
plusieurs fois, en alternant avec les cautérisations.
Je puis assurer que, par cette méthode, je suis
parvenu à des résultats très-satisfaisants.

DE LA CAUTÉRISATION.

Elle consiste à toucher le col de l'utérus avec
un caustique solide ou liquide, dans l'intention
de modifier sa surface, qui est le siége d'une inflammation plus ou moins étendue, plus ou moins
prononcée; caractérisée par des rougeurs, des
érosions résultant de la destruction de l'épithélium, des granulations, des exulcérations, ou
même de véritables ulcérations, avec engorgement
notable du col, et même, ce qui n'est pas rare,
du corps de la matrice.

C'est cet état morbide du col utérin, borné
à la surface extérieure ou intérieure de ses lèvres,
ou s'étendant souvent dans sa cavité, qui occasionne les écoulements blanchâtres, jaunâtres, par-

fois mêlés de sang, les douleurs, les malaises, la sensation de pesanteur dans le bassin et vers le siége; phénomènes qui augmentent d'intensité par l'exercice et par le coït.

Après les saignées générales et locales, si elles sont jugées nécessaires en raison de la constitu tion de la malade, et surtout de l'élément phlegmasique qui domine, ou bien à cause de l'intensité des douleurs et du degré de sensibilité du col et du corps de la matrice; après avoir prescrit le repos, les bains entiers, les lavements, les injections douces, un régime convenable, et des boissons délayantes, on en vient à la cautérisation.

Il faut avoir soin de n'y procéder que quelques jours avant ou après chaque époque menstruelle. En général, on doit mettre six à huit jours d'intervalle entre chaque cautérisation.

Pour cautériser, la malade doit être placée comme s'il s'agissait d'une simple exploration. On peut indifféremment se servir du spéculum d'une seule pièce, du spéculum bivalve du docteur Jobert, ou du spéculum brisé replié sur son axe. Ils doivent être munis de leur embout; légèrement chauffés, et suffisamment enduits d'un corps gras. On introduit l'instrument avec les précautions indiquées plus haut, et de manière à bien voir toute la surface du museau de tanche. On touche plus ou moins légèrement, plus ou moins rapidement toute l'étendue des points malades, avec la précaution de ne pas laisser le caustique couler au delà et atteindre les parois du vagin. A l'instant même, ayant placé une cuvette au-dessous du siége, on verse de l'eau froide dans le spéculum, convenablement relevé, afin que le liquide puisse aller baigner la partie cautérisée. Au bout de quelques minutes, on fait couler l'eau, et l'instrument est retiré avec précaution, pour ne pas blesser le col, et pour éviter de pincer la membrane muqueuse, et surtout les petites saillies qui entourent l'anneau vulvaire.

Toutes les fois que cela est possible, il faut, immédiatement après chaque cautérisation, faire mettre la malade dans un bàin entier tiède, en lui recommandant d'y rester longtemps, et de faire, pendant la durée de l'immersion, plusieurs injections d'eau froide dans le vagin.

On a essayé différents caustiques, soit solides, soit liquides, tels que le nitrate d'argent cristallisé et fondu en crayon, la potasse caustique préparée de la même manière, et conservée à l'abri du contact de l'air, la pâte de Vienne (mélange de chaux et de potasse), le chlorure de zinc, les acides minéraux concentrés, nitrique, hydrochlorique, avec ou sans addition d'hydrochlorate d'or ou de platine, la créosote, le nitrate acide de mercure.

Les caustiques solides sont portés sur le col utérin au moyen d'un porte-crayon disposé au bout d'un long manche.

Les caustiques liquides sont appliqués à l'aide d'un petit pinceau en cheveux, ou mieux en charpie fine, fixé sur l'extrémité d'une tige mince en bois, mais plus longue que le spéculum. La charpie solidement attachée au bout de l'instrument, bien peignée, doit être coupée nette avec de bons ciseaux, afin que tous les brins en soient égaux. On trempe ce pinceau dans une petite bouteille contenant le caustique liquide, on l'exprime plus ou moins contre les bords de sa tubulure, en le retirant, afin d'éviter qu'il soit chargé de trop de caustique, dont une partie pourrait couler jusque sur les parois du vagin, occasionnerait de la douleur, et pourrait même, comme cela est quelquefois arrivé, perforer ce conduit. La potasse caustique pure, étant très-fusible, serait dans le cas, si l'on n'y prenait garde, d'occasionner le même accident.

Si quelques femmes témoignent un peu de douleur à l'instant de la cautérisation, le plus grand nombre, questionnées à ce sujet, répondent qu'elles ne sentent rien, si ce n'est parfois quelques tiraillements douloureux dans le bassin et vers la région lombaire, et une chaleur cuisante. On a remarqué que les douleurs qui suivent la cautérisation n'ont souvent lieu qu'au bout de quelques jours, et paraissent d'autant plus prononcées qu'on est plus près de la guérison.

« Cautériser superficiellement est bien moins « pour détruire les tissus que pour modifier leur

« vitalité : analogie avec ce qu'on fait avec succès
« dans les rétrécissements de l'urèthre. »

(Dr Lisfranc.)

Après avoir essayé moi-même les différents
caustiques, j'ai fini par donner la préférence et par
m'en tenir presque constamment au nitrate acide
de mercure.

D'après le docteur Mêlier, sa préparation doit se
faire avec une partie de nitrate de mercure cristallisé, dissoute dans huit parties d'acide nitrique
(4 grammes sur 32).

M. le docteur Dugès indique une proportion
différente (8 grammes de sel sur 32 d'acide).

Le caustique dont je me sers depuis plusieurs
années est préparé avec beaucoup de soin par
un de mes honorables amis (1), ainsi qu'il suit :

Prenez mercure pur. . . . . 100 gram.

Acide nitrique pur à 35 . . . . . . 200 gram.

Faites dissoudre le mercure dans l'acide nitrique, et évaporez la dissolution pour obtenir
225 grammes de liquide, que l'on conservera dans
un flacon bien fermé.

Aussitôt qu'on touche un col malade avec le
nitrate acide de mercure, le point mis en contact
avec le caustique devient blanc ; quelquefois il
apparaît quelques petites gouttes de sang, qui,
sortant rouge, devient à l'instant noir ; les muco-

---

(1) M. Raincelin, pharmacien, rue de Beaune, n° 23.

sités dont on n'a pu entièrement débarrasser le col, vu leur ténacité, deviennent plus épaisses, plus blanches, et se séparent plus facilement de la membrane muqueuse. On peut même profiter de cette action instantanée du nitrate acide de mercure sur les mucosités, quelquefois si adhérentes au col de la matrice, pour en favoriser l'exploration préalable à la cautérisation positive: il suffit de toucher légèrement ce mucus avec le pinceau de charpie imprégné d'une très-petite quantité de ce caustique.

Le plus ordinairement, on se borne à cautériser la surface des lèvres du museau de tanche; mais, dans quelques cas, on est obligé de porter le pinceau sur son orifice, et même de l'introduire jusque dans la cavité du col, lorsqu'on s'aperçoit que l'inflammation, la rougeur, les érosions et exulcérations s'étendent jusque-là; mais alors il faut avoir soin que la charpie soit coupée plus court, et que le pinceau ait été bien exprimé.

Après la cautérisation avec le nitrate acide de mercure, l'eau, immédiatement introduite dans le spéculum, se trouble, devient jaunâtre par son mélange avec une partie du caustique; et, dans cet état, cette eau, en touchant les parois du vagin, agit sur la membrane muqueuse, et en modifie favorablement la disposition catarrhale, qui accompagne plus ou moins, et presque constamment les engorgements phlegmasiques du col. Dans cette intention, il faut préférer l'emploi du spéculum bivalve; ou bien, si l'on se sert du spéculum d'une seule pièce pour faire la cautérisation, on doit avoir soin, quand il a été rempli d'eau, de ne le retirer que très-doucement, afin qu'une partie du liquide, tenant en solution du nitrate acide de mercure, puisse baigner toute l'étendue de la membrane muqueuse du vagin.

Ne pourrait-on pas, d'après cette remarque et ce résultat, se servir de ce caustique étendu d'une grande quantité d'eau, pour les injections et les bains locaux; quand, le col étant guéri, on est porté à croire que la persistance de l'écoulement peut bien être attribuée à l'état maladif de la membrane muqueuse du vagin, cas dans lesquels se trouvent indiquées toutes les injections plus ou moins astringentes?

Plusieurs auteurs ont beaucoup parlé de l'action du nitrate acide de mercure sur les glandes salivaires, et sur la membrane muqueuse de la bouche, quand il est appliqué sur le col utérin. Cet effet est positif, mais ne se montre pas aussi souvent qu'on l'a dit. Chez le grand nombre de femmes que j'ai cautérisées avec ce caustique, je n'ai constaté cette action secondaire que très-rarement; et alors c'était très-peu de temps après la cautérisation, quelques heures au plus. Dans quelques cas, les femmes m'ont dit éprouver comme un goût de cuivre; d'autres ont été prises de salivation avec irritation et gonflement des gencives, et de toute la membrane muqueuse de la bouche, ce qui, toutefois, avait disparu au bout de quelques jours.

Cet effet si prompt sur les glandes salivaires prouve la rapidité de l'absorption du mercure, et une disposition particulière individuelle. N'a-t-on pas vu souvent une très-petite dose d'onguent mercuriel employée en frictions sur la peau, ou cinq à dix centigrammes de calomel administré à l'intérieur, ou bien encore une petite quantité d'onguent citrin employé en frictions contre la gale, donner lieu à une abondante salivation ?

Au reste, cette absorption du nitrate acide de mercure, loin d'empêcher de l'employer, doit être une raison de plus pour le préférer aux autres caustiques liquides; car il est probable que c'est par elle qu'on obtient le dégorgement plus prompt du col, et même du corps de la matrice, dans le cas d'engorgements anciens, peu inflammatoires, peu douloureux.

Dans un cas de salivation survenue quelques heures après la cautérisation avec le nitrate acide de mercure, et à laquelle j'avais procédé avec toutes les précautions que je prends ordinairement, j'ai cru remarquer qu'un peu de sang s'était montré sur un point du col, avant de le toucher avec le caustique, et que ce sang provenait d'une petite écorchure faite par un des angles du spéculum bivalve : ne serait-ce pas par cette petite blessure superficielle que l'absorption aurait eu lieu si rapidement ? Je suis porté à le croire ; aussi, d'après cette idée, j'ai soin de ne revenir à la cau-

térisation que plusieurs jours après l'application
des sangsues, dans la crainte que l'absorption
n'ait lieu plus facilement par les petites blessures
laissées par ces animaux à la surface du col de la
matrice.

Ainsi donc, de tous les caustiques employés
pour agir sur le col de l'utérus, c'est le nitrate
acide de mercure qui réussit le mieux, dans le
plus grand nombre des cas, surtout lorsqu'il ne
s'agit que de modifier l'état phlegmasique de la
membrane muqueuse, de combattre des rougeurs,
des érosions par destruction de l'épithélium, des
exulcérations, des granulations, ou quelques fongosités peu saillantes. Tout fait présumer que son
action ne se borne pas au point sur lequel on l'applique, mais qu'elle s'étend plus loin, qu'elle hâte
le dégorgement du col, et même du corps de la
matrice, agissant, en un mot, comme fondant,
désobstruant.

Quand l'irritation inflammatoire, les rougeurs,
les érosions, s'étendent dans la cavité du col, ou
même sont bornées à la surface de ses lèvres, on a
proposé de les toucher avec un crayon de nitrate
d'argent. Je l'ai fait aussi, mais j'avoue que je préfère à ce moyen le nitrate acide de mercure
employé avec précaution, en petite quantité, et
porté aussi profondément qu'on le juge convenable, à l'aide du petit pinceau de charpie dont je
me sers habituellement ; ayant soin de le choisir
très-mince, et d'en avoir coupé la charpie assez

près de l'extrémité du manche de l'instrument.

J'ai dit qu'il fallait mettre six à huit jours d'intervalle entre les cautérisations; mais vers la fin du traitement, on doit même laisser au moins quinze jours de repos, pour voir si les rougeurs, les érosions, ne disparaîtront pas totalement au bout de ce temps, et c'est ce qui arrive souvent. Il se pourrait, en effet, que la cautérisation trop prolongée occasionnât de l'inflammation, de la suppuration, comme il arrive aux vésicatoires qu'on entretient, pendant un certain temps, en les pensant chaque jour avec quelque substance irritante.

Il est assez rare qu'on soit obligé de revenir à la cautérisation plus de huit à dix fois; souvent même il en faut beaucoup moins pour amener la guérison; mais, toutefois, dans quelques cas, il y a nécessité de prolonger l'emploi de ce moyen.

« Le temps nécessaire pour arriver à une cicatri- « sation complète est fort variable, et difficile à « préciser. Quelques femmes sont guéries en quinze « jours ou un mois; d'autres demandent de trois à « cinq mois, et même davantage » (Dr Lisfranc).

Le docteur Jobert (de Lamballe), dans un memoire sur la cautérisation, dit avoir vu le docteur Marjolin y revenir jusqu'à vingt reprises.

Dans les engorgements anciens du col et du corps de la matrice, avec altération de la membrane muqueuse des lèvres du museau de tanche, état qui se complique souvent d'antéversion ou de rétroversion, j'ai employé avec succès, et presque alternativement, les applications réitérées de sang-sues sur le col et les cautérisations, tout en insistant sur les moyens généraux et accessoires.

Quoique je considère, avec mon honorable confrère le docteur Lisfranc, la cautérisation comme le meilleur et le principal moyen de traitement des altérations superficielles du col utérin, je suis convaincu qu'il y a des cas dans lesquels les antiphlogistiques généraux et locaux, et les révulsifs, peuvent suffire, mais cela est excessivement rare.

En général, loin d'augmenter les douleurs que les femmes éprouvent, la cautérisation les diminue souvent, et assez promptement : « Ne voit-on pas « tous les jours les douleurs mordicantes d'un « aphthe ulcéré, le cercle inflammatoire développé « à l'entour, se dissiper à la suite d'une seule cau- « térisation » (Dr Lisfranc).

INJECTIONS, BAINS LOCAUX, CATAPLASMES INTÉRIEURS, ÉPONGES, TAMPONS DE CHARPIE.

Naguère, le traitement des maladies de la matrice ne consistait que dans l'emploi de moyens généraux et de quelques injections ; aussi très-souvent était-il inefficace ou insuffisant. Cependant, comme traitement accessoire, et sur lequel il ne faut pas trop compter, on devra prescrire les injections, les bains généraux et locaux, les cataplasmes de-

mi-liquides, les éponges fines, les tampons de charpie imprégnés d'un liquide émollient, narcotique,
tonique ou astringent.

Pour faire les injections avec avantage, il convient que les femmes soient couchées sur le dos,
le siége étant soulevé par un coussin, ou par les
bords d'une grande et solide cuvette. Elles se ser-
viront d'une seringue à canon courbé, pas trop
mince, et terminé par une olive trouée, soit en
étain, soit en tissu dit de gomme élastique, ou
bien d'un de ces clyso-pompes ou clysoirs inventés
pour cela.

Les injections avec une seringue ont été longtemps le seul moyen qu'on mît en usage pour porter un liquide quelconque dans le conduit vulvo-
utérin ; mais il arrivait, le plus souvent, qu'on
n'atteignait pas le but qu'on se proposait, de ra-
fraîchir le col, de débarrasser la matrice et le
vagin de la matière des écoulements ; ou bien l'extrémité de la canule de la seringue heurtait douloureusement les parois du vagin et le museau
de tanche ; le liquide ne parvenait pas toujours
jusqu'au fond du vagin, ou n'y demeurait pas
assez longtemps. On eut recours ensuite aux canules à double courant, aux irrigations ad-
ministrées avec divers appareils plus ou moins
compliqués, à jet continu ou intermittent, aux
douches dirigées au moyen d'un long tuyau flexi-
ble, garni d'une canule, et aboutissant à un réser-
voir plus ou moins élevé. On maintenait le liquide

plus longtemps dans le vagin, en ayant soin de rapprocher les lèvres de la vulve, en les pressant doucement avec la main, au-dessous de la canule relevée et appuyée contre l'urèthre, de manière à fermer de temps en temps l'entrée du vagin.

Quelques médecins ont conseillé et mis en pratique les injections directes dans la cavité du col, et même du corps de la matrice, dans le but de combattre la cause du catarrhe utérin : sauf quelques cas dans lesquels ce moyen a occasionné des accidents assez sérieux, en général, dirigé avec précaution, il peut être employé sans danger. Mais jusqu'à présent, je n'ai pas rencontré d'occasions bien précises de le mettre en usage, et quand l'irritation phlegmasique m'a paru s'étendre jusque dans la cavité du col, j'ai préféré l'attaquer par la cautérisation, et je m'en suis bien trouvé.

On peut encore baigner l'intérieur du vagin et le col utérin au moyen d'un spéculum de gomme élastique ou de métal, percé ou non de plusieurs trous sur une partie de ses parois, et dans lequel on verse un liquide convenable. Ce même spéculum peut être introduit et maintenu dans le vagin pendant la durée du bain entier.

M. Éguisier (1) a présenté à la Société de médecine pratique un instrument dont il se sert pour le pansement des vaginites et celui des ulcérations du col de l'utérus.

____

(1) *Gazette des hôpitaux,* 23 octobre 1841.

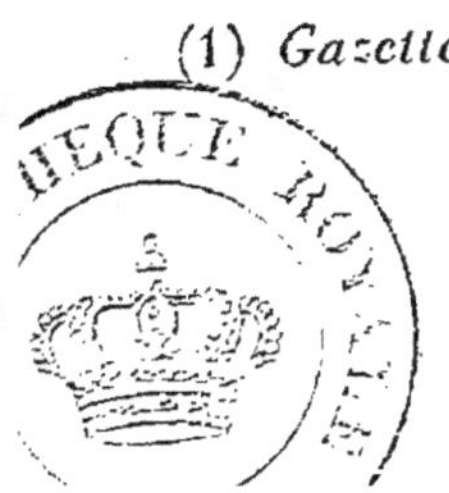

Cet instrument se compose d'une éponge taillée en pessaire élytroïde, et creusée à son extrémité supérieure par une échancrure dans laquelle, dit l'auteur, le col est reçu comme une tête d'os dans sa cavité articulaire. Cette éponge est traversée par une tige creuse qui dépasse la vulve et s'adapte à une seringue par laquelle on peut injecter différents liquides qui viennent baigner le col utérin, imbibent les mailles de l'éponge, coulent entre elle et le vagin, et séjournent ainsi sans être rejetées par le vagin irrité, comme il arrive dans les injections faites au moyen de seringues.

De quelque manière que l'on s'y prenne, le liquide des injections restant difficilement dans le vagin, ce qui n'opère qu'un simple lavage, on a inventé un instrument auquel on a donné le nom de *métrotherme* : c'est une espèce de bouteille en verre, à long cou, et garnie sur un des côtés de son fond d'une tubulure pouvant recevoir un bouchon. Sur le cou de cette bouteille s'adapte un spéculum de gomme élastique, qui en rend l'introduction plus facile et le contact plus doux. Les femmes parviennent aisément à se servir du métrotherme, à moitié rempli de liquide. Elles peuvent le garder en place pendant plusieurs heures, dans la position indiquée pour les injections.

Dans certains cas, on porte dans le vagin de l'amidon, du calomel en poudre, qu'on y insuffle; des bouillies un peu liquides sont introduites au moyen d'un spéculum à refouloir, ou bien avec une seringue garnie d'une grosse canule coudée, et dont l'ouverture est assez large pour admettre le bout du doigt. Ces cataplasmes peuvent encore être renfermés dans des sachets de gaze ou de mousseline claire, fermés au moyen d'un ruban, et introduits dans le vagin avec le spéculum à refouloir. Des éponges fines, des tampons de charpie, imbibés d'un liquide convenable, peuvent aussi servir à cet usage. Mais il arrive souvent que ces corps, quoique très-mous et doux, causant de la gêne, de l'irritation, de la douleur, des envies d'uriner, sont difficilement supportés, et ne restent pas appliqués aussi immédiatement qu'on le pense ; quelque précaution qu'on prenne, ils sont fréquemment et facilement chassés, au moindre effort, au moindre mouvement que la malade ne peut éviter. Alors il vaut mieux y renoncer.

MM. Hourmann (1) et Dagron (2) ont recommandé le tamponnement du vagin et du col de l'utérus, comme méthode de traitement des écoulements utéro-vaginaux. Ils se servent de coton sec, seul, ou saupoudré d'alun, et citent un certain nombre d'observations tendant à prouver l'utilité de ce moyen.

Les liquides destinés aux injections, aux bains locaux, et à la préparation des cataplasmes, doivent varier selon les indications qu'on se propose de

---

(1) *Journal des connaissances médico-chirurgicales.*
(2) *Gazette des hôpitaux,* 28 octobre 1841.

remplir. Ils peuvent être émollients, adoucissants, calmants, toniques, aromatiques, astringents, sulfureux, alcalins, salins, etc. Dans presque tous les cas, il convient de les employer froids ou presque froids.

Les liquides émollients, adoucissants, seront préparés par infusion, ou décoction, avec les plantes mucilagineuses, les fécules, le lait, la gélatine.

Les liquides calmants, narcotiques, se feront avec les plantes solanées vireuses, les têtes de pavot, avec ou sans addition de laudanum de Sydenham ou de Rousseau, ou d'extrait gommeux d'opium privé de narcotine.

Les liquides astringents seront les infusions, macérations, décoctions des plantes astringentes, feuilles, fruits, tiges, racines, écorces, extraits; l'écorce de chêne, le tan, les feuilles de noyer, la racine de bistorte, l'écorce de grenade, la noix de galle, les roses de Provins, etc.; ou bien des solutions plus ou moins concentrées d'alun, de sels de plomb, de zinc, de fer.

Les liquides préparés avec les caustiques seront les solutions plus ou moins actives des acides minéraux, de sulfate de cuivre, de nitrate d'argent, de nitrate acide de mercure, de sulfate de zinc; la décoction de suie, la créosote convenablement étendue d'eau, et les chlorures de calcium et de sodium.

Enfin *les liquides spécifiques,* tels que ceux qui

contiennent quelque préparation mercurielle, sulfureuse, iodée ou iodurée.

Toutes ces préparations, pour injections, lotions, ou bains locaux, peuvent trouver leur application; mais, en général, il faut se garder, comme on le faisait autrefois, de les prescrire de prime abord, sans s'être assuré de la nature de la maladie et de la cause des écoulements, et sans avoir au préalable et pendant longtemps insisté sur l'emploi des liquides doux, calmants, dont l'eau est la partie la plus importante et la plus utile. En effet, j'ai vu assez souvent une seule injection faite avec une décoction de plantes astringentes ou aromatiques déterminer, presque à l'instant même, une irritation très-vive, et un état inflammatoire, qu'on était obligé de combattre par tous les moyens dits *antiphlogistiques*. A part quelques cas de vaginites chroniques rebelles, ou de relâchement atonique de la membrane muqueuse du vagin, j'ai rencontré très-rarement l'indication bien positive de l'emploi des injections astringentes, stimulantes. Je ne dis pas cependant qu'il ne faut jamais y avoir recours, mais j'engage les praticiens à ne les employer qu'avec la plus grande prudence.

Je ne veux pas terminer cet article, relatif aux injections, sans signaler un de leurs effets : je veux dire l'irritation du col utérin, occasionnée soit par l'extrémité de la canule dont on se sert, soit même par le jet du liquide. Aussi, à moins d'avoir l'intention de déterminer un certain degré d'irritation par les douches, dans tous les autres cas devrait-on n'employer, pour les injections, que des instruments dont la canule serait arrondie, et percée de plusieurs trous sur les côtés, mais non à son extrémité ; ou bien, en employant les canules ordinaires, serait-il bon de boucher avec un morceau d'agaric, ou de toute autre manière, l'ouverture qui est percée tout à fait à leur extrémité.

Si l'on en excepte les maladies aiguës et franchement inflammatoires de la matrice, qui réclament un traitement actif, et cèdent assez promptement aux moyens mis en usage, en général, les affections de cet organe ne s'améliorent et ne guérissent que sous l'influence d'un traitement convenable, et toujours d'assez longue durée.

« Il est d'observation pratique que les maladies « de la matrice sont presque toujours longues et « difficiles à guérir ; une métrite du col, par- « exemple, dure des mois, et même des années. »

(Dr Mêlier.)

Cela tient à plusieurs causes : d'abord ces maladies sont ordinairement déjà assez anciennes, quand les femmes se décident à consulter et à se soumettre aux explorations indispensables ; ensuite la longueur du traitement varie selon que la maladie est bornée au col utérin, ou s'étend au corps de la matrice et à la membrane muqueuse du vagin, et suivant la plus ou moins grande exactitude à exécuter les prescriptions. Le retour périodique des règles, la durée de cet écoulement naturel, la précaution qu'on doit avoir de n'agir par la saignée générale, par les sangsues et la cautérisation, que quelques jours avant et après chaque époque menstruelle, tout cela doit inévitablement augmenter beaucoup la durée du traitement, qui, en général, doit être suivi avec exactitude pendant plusieurs mois, et quelquefois même plus d'une année.

La longue et heureuse pratique du docteur Lisfranc lui a prouvé que les récidives sont toujours plus apparentes que réelles, c'est-à-dire qu'elles ne sont le plus ordinairement que des récrudescences d'un mal qui n'a pas été entièrement détruit par les traitements antécédents, et que la moindre cause a fait reparaître, ou plutôt a ramené à un état plus grave. Aussi devons-nous, autant qu'il dépend de nous, insister pour que le traitement ne cesse qu'autant qu'une exploration attentive nous ait prouvé que les organes sont totalement revenus à l'état normal. Toutefois, on est souvent obligé de laisser quelques intervalles de repos, afin que la constitution générale puisse se réparer, et pour voir aussi jusqu'à quel point la nature peut d'elle-même compléter la cure commencée par l'art. En outre, dans beaucoup de cas, on y est forcé par les malades elles-mêmes, ou par leurs proches, qui finissent par se lasser de la longueur du traitement. Souvent encore des affaires de famille, des considérations en dehors de la médecine proprement dite, contraignent à suspendre l'emploi des moyens.

Plusieurs fois il m'est arrivé de trouver, en examinant au bout de quelques semaines ou de plusieurs mois, que l'état des organes s'était notablement amélioré pendant cette trêve; et puis, à la suite des engorgements, comme après plusieurs couches, on constate souvent que la matrice conserve un peu plus de volume qu'à l'état primitif, qu'elle est plus arrondie, surtout antérieurement. Il faut se rappeler cela, afin de ne pas s'opiniâtrer à chercher à détruire une légère hypertrophie, qui n'entraîne ordinairement aucun inconvénient, même sous le rapport de la possibilité d'une nouvelle grossesse. Ce n'est que la continuation des douleurs, des malaises, jointe à ce reste d'augmentation de volume, qui doive autoriser à reprendre le traitement.

Ces douleurs vers la région occupée par l'utérus et ses dépendances, après qu'on a traité un engorgement plus ou moins inflammatoire du col ou du corps de cet organe, sont assez généralement attribuées à une irritation nerveuse, qu'on se borne à combattre par des moyens insignifiants ou insuffisants. Mais l'opinion de M. le docteur Lisfranc est que, dans le plus grand nombre des cas, la persistance des douleurs dénote qu'il existe encore un reste d'engorgement de la matrice, dans sa totalité ou dans quelque point de son étendue, et que les meilleurs moyens de les faire cesser consistent à insister sur le traitement appliqué aux engorgements, à un autre degré; mais en agissant, toutefois, avec moins d'énergie, et en y associant quelques médicaments calmants et fondants.

QUATRIÈME PARTIE.

QUELQUES OBSERVATIONS
A L'APPUI DE CE QUI A ÉTÉ DIT DANS CE MÉMOIRE.

Premier fait.

Une dame de quarante ans, mariée depuis deux ans, n'ayant pas eu d'enfants, avait perdu sa mère et une sœur, toutes deux atteintes d'un cancer utérin. Elle éprouva des douleurs, eut des pertes qui l'inquiétèrent et pour lesquelles elle me consulta.

Je reconnus qu'elle était affectée d'un engorgement du corps et du col de la matrice, avec rougeurs et légères ulcérations du col.

Le repos, les saignées générales peu copieuses, mais répétées à des intervalles plus ou moins éloignés, les bains entiers, en grand nombre, et prolongés, un régime convenable, et des cautérisations avec le nitrate acide de mercure, firent disparaître tous les accidents, et empêchèrent cette maladie de faire des progrès, et de revêtir le caractère de celle à laquelle avaient succombé la mère et la sœur de cette dame. Mais le traitement dura plus de deux ans.

Deuxième fait.

Madame D***, âgée de trente ans, ayant eu deux enfants, fut prise de douleurs dans la région de la matrice , avec impossibilité de marcher, règles plus abondantes et plus rapprochées qu'à l'ordinaire, écoulement mucoso-purulent, fétide, et parfois sanguinolent. On pensa qu'elle était atteinte d'une affection très-grave, d'un *ulcère.*

Cependant, après l'emploi de quelques moyens palliatifs, les seuls qu'on croyait être applicables, je fus consulté et prié de donner mon avis.

Au lieu d'un cancer utérin qu'on avait cru exister, je trouvai un engorgement-sub-inflammatoire du col et du corps de l'utérus, qui céda, en quelques mois, au repos, au régime, aux bains, aux saignées générales, aux applications de sangsues sur le museau de tanche, et à quelques cautérisations.

Cette dame devint de nouveau enceinte, eut une belle grossesse, et accoucha d'un enfant très-bien développé qu'elle allaita.

Troisième fait.

Madame R***, bouchère, ayant à peine quarante ans, offrant tous les signes de la santé la plus florissante, me dit un jour que, depuis quelques mois, ses règles étaient beaucoup plus abondantes ; que le sang reparaissait même dans l'intervalle des époques, quand il lui arrivait de marcher un peu plus que de coutume, et lorsque son mari l'approchait.

Quoique cette dame ne ressentît absolument aucune douleur, je l'engageai à s'occuper très-sérieusement de ce dérangement; mais elle ne tint compte de mes avis, et resta dans cet état pendant encore plusieurs mois.

Cependant les pertes sanguines devenant de plus en plus fréquentes et abondantes, et un écoulement blanc se manifestant dans leurs intervalles, cette dame céda enfin à mes instances, et je l'examinai : alors j'eus la douleur de reconnaître que tout le col utérin était transformé en une masse irrégulière, disposée en chou-fleur; c'était un cancer déjà très-avancé. Rien ne put en arrêter la marche : les douleurs arrivèrent, la constitution générale s'altéra rapidement, et cette pauvre femme ne tarda pas à succomber.

Quatrième fait.

Madame C***, mariée très-jeune, fit plusieurs fausses couches, eut plusieurs accouchements prématurés, et parvint enfin à mettre au monde un enfant à terme. Mais depuis ce moment elle commença à ressentir, six à huit jours après chaque époque menstruelle, des douleurs dans le bassin, principalement vers le sacrum. Le toucher me fit reconnaître une rétroversion de la matrice, pour laquelle un pessaire fut placé et fit bien pendant quelque temps. Mais les douleurs ayant reparu malgré ce moyen, je décidai cette dame à se laisser examiner avec le spéculum. Je fus alors à même de constater que le col de la matrice était le siége d'une sub-inflammation avec gonflement, rougeur et érosions autour de son orifice. Cet état fut traité localement par les sangsues appliquées directement et à plusieurs reprises sur le col, et par quelques cautérisations. Les douleurs ne reparurent plus.

Cinquième fait.

Une jeune femme mariée, ayant eu plusieurs enfants, me fut présentée pour que je donnasse mon avis sur les meilleurs moyens à employer pour faire cesser un écoulement jaunâtre, assez abondant, dont elle était fatiguée depuis plusieurs mois, et qui avait résisté à tout ce qu'on avait déjà fait. Cette dame se plaignait de douleurs vagues dans le bassin, vers les aines et les lombes, de chaleur intérieure, de pesanteur vers le siége, etc.

Ayant déclaré que je soupçonnais la véritable cause de cet écoulement, qui ne pouvait être reconnue d'une manière positive que par un examen complet, et que sans cela je ne consentirais pas à prescrire un traitement quelconque ; cette femme se soumit à ce que je proposais, et je reconnus qu'en effet le museau de tanche était engorgé, augmenté de volume, plus sensible qu'à l'état de santé, et présentait des rougeurs, des érosions, des exulcérations.

Cet état fut combattu, comme je l'ai dit plus haut dans ce mémoire. Au bout de quelques mois, la guérison fut complète : toute douleur, tout écoulement, avaient entièrement disparu, et la santé générale s'était notablement améliorée.

Sixième fait.

Une dame de trente et quelques années, grande, bien constituée, ayant eu plusieurs enfants, vint un jour me consulter au sujet d'une incommodité fort désagréable. Elle ne pouvait retenir son urine chaque fois qu'elle faisait un effort quelconque, quand elle toussait, éternuait, ou marchait un peu vite. En outre, elle avait des flueurs blanches assez abondantes, qui excoriaient souvent la peau des environs des organes génitaux. Tout portait à croire, et elle le pensait, qu'elle avait une descente de matrice. Il y a à peine quelques années, sur ces simples renseignements, on se serait cru autorisé à placer de suite un pessaire, et c'est précisément ce que cette dame demandait. Mais je déclarai ne pouvoir y consentir qu'après examen, et j'avais bien raison ; car, en effet, je fus à même de reconnaître, par le toucher, que l'utérus était abaissé, mais qu'en même temps il y avait rétroversion, le museau de tanche étant dirigé vers le col de la vessie, et le fond de la matrice appuyant sur le rectum. En outre, l'utérus était très-notablement plus volumineux qu'à l'état normal, plus sensible au toucher, non-seulement vers son col, mais même dans sa totalité. Le spéculum me fit découvrir une large érosion granulée, saignante au moindre contact, plus marquée sur la lèvre postérieure, qui était hypertrophiée.

Le traitement fut long, et consista principalement dans les saignées générales, peu copieuses, révulsives, les sangsues appliquées directement et à plusieurs reprises sur le col et en arrière du col, les bains entiers, fréquents et prolongés, les injections adoucissantes et calmantes, les laxatifs doux, les lavements simples, et enfin de nombreuses cautérisations avec le nitrate acide de mercure. En un mot, je mis en usage, avec suite et persévérance, tous les moyens dont l'expérience m'a confirmé l'utilité.

L'état de la malade ne tarda pas à s'améliorer, l'incontinence d'urine fut plus rare et cessa, les malaises généraux et locaux s'éloignèrent peu à peu ; mais le traitement dut être continué très-longtemps.

Septième fait.

Un jour, madame D*** vint me consulter au sujet de sa fille, âgée de vingt-deux ans, mariée depuis trois ans, ayant un enfant de deux ans. Cette jeune femme, à la campagne depuis quelques mois, écrivait à sa mère qu'elle éprouvait un ensemble de malaises qui commençait à l'inquiéter. D'après la description qu'elle en faisait, je dis à sa mère que j'étais persuadé qu'il s'agissait d'une maladie de matrice, qu'il était urgent d'apprécier exactement et de traiter le plus tôt possible, lui annonçant à l'avance quelles altérations nous trouverions lors de l'examen. En effet, à son retour à Paris, cette jeune dame m'ayant été confiée, je reconnus et fis voir que je ne m'étais pas trompé : l'utérus était en antéversion, et plus volumineux qu'à l'état normal, douloureux à la pression ; son col, plus gros, plus chaud, douloureux au toucher, présentait une exulcération sur ses deux lèvres, et s'étendant jusque dans sa cavité.

Quelques petites saignées générales, deux applications directes de sangsues, huit cautérisations légères, aidées par les bains entiers et les injections, amenèrent une complète guérison au bout de quelques mois.

Huitième fait.

Madame C***, âgée de vingt-cinq ans, mariée depuis un an, eut un retard dans ses règles pendant deux mois, et pensa qu'elle était enceinte. Mais à cette époque elle me fit appeler, éprouvant des douleurs et perdant un peu de sang. Je l'examinai, et reconnus qu'elle allait faire une fausse couche. Toutefois, la matrice me parut beaucoup plus développée que ne comportait une grossesse de deux mois : en effet, le fond de cet organe dépassait de plusieurs travers de doigt le rebord du pubis, mais il n'était pas large en proportion de son élévation, de sorte que j'annonçai qu'il existait, en même temps qu'une grossesse, un engorgement de la matrice que rien jusque-là n'avait fait présumer. La fausse couche eut lieu, le produit de la conception n'offrant les caractères que d'une grossesse de six semaines. Après la délivrance, je pus constater que l'utérus avait un grand volume, qui persista après la cessation de tout écoulement lochial. C'était, sans aucun doute, un engorgement qui, tout portait à le croire, existait avant l'imprégnation. L'examen au spéculum confirma d'ailleurs mon diagnostic, car il me fit reconnaître l'existence d'un état sub-inflammatoire du museau de tanche, avec large rougeur granulée, destruction de l'épithélium et écoulement mucoso-purulent.

Cette femme fut soumise au traitement ordinaire, qui fut très-long. Je fus obligé d'avoir recours aux applications intérieures de sangsues et aux cautérisations, un grand nombre de fois.

* * *

Neuvième fait.

Une femme de trente et quelques années, élevée à la campagne, grande, bien constituée, paraissant jouir de la meilleure santé, mariée depuis dix ans, ayant eu un enfant, se plaignit à moi de perdre du sang dans l'intervalle de ses règles, dès qu'elle se fatiguait un peu, et chaque fois que son mari l'approchait ; elle éprouvait aussi des douleurs dans la région lombaire et vers le sacrum, des pesanteurs sur le siége, une sensation d'embarras dans le bassin, et remarquait, depuis un certain temps, un écoulement blanc jaunâtre assez abondant.

Au toucher, je reconnus que l'orifice du col était inégal et saignant. L'exploration au spéculum me fit constater l'existence d'un polype vésiculeux dans la cavité du col, et dont l'extrémité dépassait de quelques millimètres l'orifice. Mais en même temps il y avait de la rougeur, des érosions, quelques petites fongosités sur les deux lèvres du museau de tanche.

Le polype fut détruit par la torsion au moyen de pinces ; l'état sub-inflammatoire du col de l'utérus, et même de la totalité de cet organe, fut combattu par la saignée générale, les bains, le repos, les injections douces; puis une application de sangsues sur le col, et quelques légères cautérisations avec le nitrate acide de mercure, procurèrent une guérison prompte et complète.

Dixième fait.

Une femme âgée vint un jour chez moi me prier de lui mettre un pessaire pour soutenir sa matrice, qui, disait-elle, descendait au point de se montrer à la vulve. J'examinai préalablement, et je reconnus que ce prétendu abaissement de l'utérus n'était autre chose qu'un polype, mou, allongé en battant de cloche, prenant naissance sur la lèvre postérieure du col et entraînant la matrice.

A l'aide de ciseaux longs et courbes sur le plat des lames, je fis la section de ce polype, ayant la précaution d'enlever une petite partie du tissu de la lèvre. Je ne m'occupai pas d'abord de l'écoulement du sang, persuadé qu'après ces sortes d'opérations, il est bon que les malades perdent une certaine quantité de sang; car cette saignée locale est un des moyens les plus puissants de prévenir les accidents inflammatoires. Toutefois, comme au bout de quelques heures la perte de sang était encore assez abondante, je tamponnai le vagin avec un gros morceau d'agaric, disposé en bouchon et serré dans son milieu par plusieurs brins de fil,

réunis en cordonnet plat au moyen de la cire. Une
fois introduit dans le vagin, et poussé jusqu'au col
de la matrice, j'appliquai à l'extérieur, entre les
lèvres de la vulve, un second tampon d'agaric,
maintenu en place par les deux bouts du cordonnet du tampon intérieur. En moins de huit jours,
cette femme était entièrement guérie, et ne fut pas
obligée de porter un pessaire.

Onzième fait.

Une femme de vingt-six ans, ayant eu deux enfants, se présenta chez moi avec toutes les appa-
rences de la plus belle santé, et me dit qu'elle ve-
nait me demander *quelque chose* pour arrêter une
perte de sang qui l'incommodait depuis plusieurs
mois, mais sans être accompagnée de la moindre
douleur. Elle me dit que l'écoulement du sang aug-
mentait quand elle marchait, et après les approches conjugales; qu'en outre, le sang, depuis quelque temps, avait une odeur désagréable. Je convins
de me transporter chez elle le lendemain, pour
l'examiner avant de rien prescrire.

Le toucher me fit de suite reconnaître la cause
de cette perte: c'était un cancer de tout le museau
de tanche, dont l'orifice était largement évasé, et
présentait des inégalités dures, saignantes, mais
nullement douloureuses. J'engageai cette femme à
prendre l'avis du docteur Lisfranc, espérant qu'il

y aurait possibilité d'enrayer la marche de cette
affreuse maladie par l'ablation du col cancéreux;
mais je n'en ai plus entendu parler.

Douzième fait.

Femme de trente-trois ans, ayant eu trois enfants, sa dernière couche datant de cinq ans.

Écoulement blanc jaunâtre, douleurs dans le
bassin et dans la région lombaire, difficulté à marcher.

Examen le 27 mai 1841 : utérus engorgé, offrant
deux fois au moins son volume normal; rougeurs
avec ulcération des deux lèvres du col.

Une saignée du bras, trois applications de sangsues sur le museau de tanche, huit cautérisations.
Guérison au bout de cinq mois.

Treizième fait.

Une femme âgée de vingt-neuf ans, ayant eu
deux enfants.

Écoulement blanc jaunâtre; sensation de pesanteur douloureuse vers les aines et le sacrum,
augmentant par l'exercice.

Premier examen le 5 mai 1841 : utérus plus volumineux qu'à l'état normal, douloureux au toucher; rougeurs et érosions des lèvres du col.

Une saignée du bras; dix cautérisations, aidées des moyens généraux. Guérison vers le cinquième mois.

Quatorzième fait.

Une dame de quarante ans, ayant eu trois enfants, sa dernière couche datant de cinq ans; veuve depuis un an.

Douleur dans la région du bassin, sensation de pesanteur, quelques élancements, écoulement jaunâtre, parfois sanguinolent.

Engorgement médiocre de la matrice, sensible au toucher; col élevé, un peu moins en arrière qu'à l'ordinaire; légère rougeur avec érosion à l'orifice du col, plus prononcée sur la lèvre antérieure.

Deux applications intérieures de sangsues, six cautérisations, moyens généraux. Guérison au bout de quatre mois.

Quinzième fait.

Femme de dix-neuf ans, accouchée depuis trois mois.

Douleurs dans le bassin, tiraillements dans les aines, difficulté à marcher et à se tenir debout; écoulement jaunâtre.

Examen le 9 août 1841 : légère rétroversion, occasionnée par une bride entre la paroi antérieure du vagin et le col utérin ; utérus à l'état normal, sous le rapport du volume, nullement douloureux au toucher ; rougeurs avec érosions granulées des deux lèvres du col.

Saignée du bras ; six cautérisations, toujours avec le nitrate acide de mercure. Guérison après trois mois de traitement.

Seizième fait.

Femme de cinquante ans, n'étant plus réglée depuis cinq ans.

Abaissement de la matrice, chute du vagin, écoulement jaune communiqué au mari.

Polype mou, violacé, du volume d'une grosse amande, naissant de la cavité du col ; parfois écoulement de sang, augmentant à la suite des approches du mari ; point de douleurs.

Destruction du polype, le 5 août 1841, par la torsion, le broiement et la section combinés ; légère cautérisation avec le nitrate acide de mercure, à la suite de l'opération. Guérison complète après trois semaines de traitement.

Dix-septième fait.

Une dame de vingt-cinq ans, réglée depuis l'âge de dix-huit ans, mariée à vingt et un ans ; au teint brun, aux cheveux noirs, ayant peu d'embonpoint, n'ayant pas encore eu d'enfants.

Au bout de dix-huit mois de mariage, écoulement abondant d'un blanc jaunâtre, moins considérable pendant l'absence du mari, augmentant après l'exercice à pied; jamais de douleur notable, si ce n'est pendant le coït; jamais d'apparition de sang dans les intervalles des règles; souvent des tiraillements d'estomac.

Examen le 18 septembre 1841 : au toucher, légère antéversion, utérus peut-être un peu plus globuleux; sensibilité normale.

Au spéculum, vaginite granuleuse, avec rougeur vive de la membrane muqueuse vulvo-vaginale, dans toute son étendue; col à l'état tout à fait sain.

Traitement : bains adoucissants, petite saignée révulsive vingt-quatre heures après la cessation de chaque époque menstruelle; injections adoucissantes; lavements fréquents, doux, laxatifs; boissons délayantes, repos non absolu; abstinence rigoureuse des rapports conjugaux. Guérison au bout de deux mois.

Dix-huitième fait.

Femme de la campagne, âgée de trente-six ans, réglée à seize ans, mariée à vingt-trois, ayant eu deux enfants, le dernier en 1833.

Septembre 1841 : dérangement dans les règles depuis environ cinq mois; moins de sang rendu aux époques , puis reparaissant quelque temps après; douleurs pendant le coït; pertes blanches abondantes depuis près de quinze mois ; ancienne déchirure du périnée; envies fréquentes d'uriner ; douleurs en allant en voiture et pendant la défécation ; malaises et tiraillements d'estomac.

Examen le 16 septembre 1841 : antéversion et abaissement de la matrice , à peu près à l'état normal sous le rapport de son volume; érosion granulée, saignante, sur les deux lèvres du museau de tanche.

Saignée du bras ; cinq cautérisations ; moyens généraux. Guérison après deux mois de traitement.

Ces quelques faits, dont je viens de donner une analyse sommaire, ont été puisés parmi un grand nombre d'observations recueillies avec soin depuis plusieurs années. Toutes ont entre elles la plus grande analogie, sous le rapport des causes , des symptômes et du traitement. Ce sont ces observations qui m'ont servi de base pour la rédaction de ce petit ouvrage.

FIN.

TABLE.

www.ingramcontent.com/pod-product-compliance
Lightning Source LLC
LaVergne TN
LVHW050055060726
842524LV00003B/783